Asta von Astasiens
Ratgeber
für menschliche Weibchen
in den Wechseljahren

Doris Bewernitz
Ilka Haederle
Andrea Lauer

ASTA VON ASTASIENS Ratgeber

für menschliche Weibchen in den Wechseljahren

Mit Illustrationen von
Ulrike Müller

Patmos Verlag

VERLAGSGRUPPE PATMOS

PATMOS
ESCHBACH
GRÜNEWALD
THORBECKE
SCHWABEN
VER SACRUM

Die Verlagsgruppe
mit Sinn für das Leben

MIX
Papier aus verantwortungsvollen Quellen
FSC® C014138

Für die Verlagsgruppe Patmos ist Nachhaltigkeit ein wichtiger Maßstab ihres Handelns. Wir achten daher auf den Einsatz umweltschonender Ressourcen und Materialien.

Verlagsgruppe Patmos in der Schwabenverlag AG, Ostfildern
www.patmos.de

Umschlaggestaltung: Finken und Bumiller, Stuttgart
Umschlagabbildung und alle Abbildungen im Innenteil:
© Ulrike Müller, Barcelona
Gestaltung, Satz und Repro: Schwabenverlag AG, Ostfildern
Druck: Finidr s.r.o., Český Těšín
Hergestellt in Tschechien
ISBN 978-3-8436-1172-5

INHALT

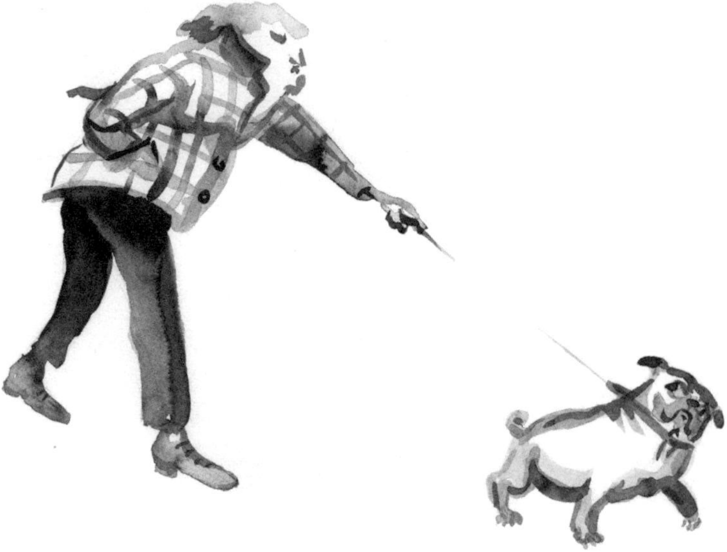

VORWORT

Guten Tag, verehrte Damen!

Gestatten Sie, dass ich mich vorstelle.

Mein Name ist Asta. Ich bin ein Mops-Weibchen, acht Jahre alt, also in Menschenjahren 56 und damit vier Jahre älter als Stephanie, meine Herrin.

In Wirklichkeit heiße ich übrigens Astasia von Astasien. Ein ehrenwerter Name bester adliger Tradition. Aber die Menschen neigen so entsetzlich zur Vereinfachung. Schon am ersten Tag nannte meine Herrin mich Asta. Mir verursachte das Magenkrämpfe. Ich knurrte und kotzte ihr auf den Wohnzimmerteppich.

Sie blieb dabei.

Meine Herrin Stephanie nahm mich zu sich, nachdem ihr Ex sich von ihr getrennt hatte. Ich habe diesen Menschen nie persönlich kennengelernt, seine Stimme am Telefon reicht mir völlig. Der Mann hatte sie, wie ich inzwischen weiß, für eine Jüngere verlassen. Das war so entsetzlich für meine Herrin, dass sie Trost brauchte. Der Trost war ich.

Im Grunde habe ich es mit Stephanie gut getroffen. Sie ist ein Weibchen, was ja immer von Vorteil ist. Sie ist freundlich, schimpft nur selten, wenn ich mal einen Hausschuh zerkaue, streichelt mich oft, und ich darf mit ins Büro.

Nach der Arbeit kommt der gemütliche Teil des Tages, den wir gern auf dem Sofa verbringen.

Doch in letzter Zeit hat sich etwas verändert.

Bevor sie es selbst wusste, habe ich es gerochen.

Sie stand länger als sonst vor dem Spiegel. Sie drehte sich hin und her, zwickte sich in Oberarm und Hintern, stöhnte, und als sie endlich zum Frühstück kam, stank sie nach Parfum.

Ich hütete mich, einen Kommentar abzugeben. Ich lag unter dem Stuhl und genoss die Sonne, die durch das Fenster fiel.

Meine Herrin schien die Sonne mit all ihren Strahlen gleichgültig zu sein. Geistesabwesend rührte sie in ihrem Kaffee und vergaß sogar, ihr Brötchen mit mir zu teilen. Sie stand eindeutig neben sich. Nicht so wie sonst einmal im Monat. Es fühlte sich nur so ähnlich an. Da lag etwas in der Luft, eine Art Traurigkeit, die schwer zu greifen war.

»Asta! Glotz nicht so!«, sagte sie.

An jedem anderen Tag hätte mich das total verletzt.

Was hatte sie nur?

Da holte sie ihren Kalender hervor und blätterte wie wild darin. Hatte sie doch ihre Tage? Stephanie machte die Rechnung, sah mich so komisch an und sagte:

»Asta, wir werden alt!«

Ich tat, als sei ich ganz ihrer Meinung. Menschen lieben es, wenn man zu allem Ja und Amen sagt.

Meiner Herrin ging es echt schlecht. Sie kraulte meine Ohren, was mich sonst freut, aber sie tat es auf eine Art, die etwas Hoffnungsloses hatte. Als sei ihr Leben jetzt total auf mein Ohr fixiert.

Knall auf Fall sprang sie auf, zog die Jacke an und rannte aus der Wohnung. Ohne mich.

Ich war verwirrt. Heute lief alles schief. Vor lauter Frust wollte ich gerade das Sofakissen anknabbern, da kam sie zurück. »Mensch, Asta!«, rief sie, »mach hin! Wir kommen zu spät zur Arbeit!«

Seitdem machte ich mir Sorgen. Ich musste herausfinden, was mit Stephanie los war. Seit diesem Morgen tat sie Dinge, die sie nie zuvor getan hatte. Sie saß da, starrte in die Luft und legte die Stirn in Falten. Sie entschuldigte sich häufig, sogar am Telefon. Sie redete ihrem Chef nach dem Munde. Sie zog die Schultern hoch und machte sich kleiner. Sie ließ sich mehr gefallen. Sie vergaß, das Fenster zu schließen, wenn wir zur Arbeit gingen. Sie sah dreimal nach, ob sie die Wohnungstür abgeschlossen und den Herd ausgeschaltet hatte.

Sie kaufte einen Haufen Ratgeber: »Entspannt altern«, »Die irre Lust am Älterwerden«, »Anti-Aging«. Überall lagen diese Bücher herum.

In aller Bescheidenheit kann ich sagen, dass ich stolz auf meine Lesefähigkeit bin. Ottilie von Astasien, meine Großmutter mütterlicherseits, hat mich diese Kunst gelehrt. Wie überhaupt in der Evolution das Wesentliche von den Weibchen weitergegeben wird.

So kam es, dass ich Bücher las, in denen völlig absurde Dinge standen. Das Grausigste war, dass eine stillschweigende Übereinkunft zu herrschen schien, dass menschliche Weibchen ab einem gewissen Alter weniger wert seien. Und obwohl mir das alles merkwürdig vorkam, leuchtete mir bei der Lektüre nach und nach ein, was Stephanies Problem war: Sie hatte dieses Alter erreicht. Sie lief Gefahr, aus dem menschlichen Rudel ausgeschlossen zu werden!

Um Stephanies Bücher besser verstehen zu können, nahm ich mir vor, zuerst alle Fremdwörter nachzuschlagen. Zum Beispiel: Menopause. Vielleicht war das eine neue Art Pause, ein Urlaub, der Stephanie gut tun würde? Oder: Klimakterium. Das klang wie Bakterium, irgendwie nach Krankheit. Oder: Postmenopausale Phase. Was für ein Wort! Da konnte man ja verrückt werden.

War das alles ein abgekatertes Spiel? Ich würde schon dahinterkommen.

Und bei der Lektüre der Ratgeberbücher reifte in mir der Entschluss, selbst ein Buch zu schreiben. Einen anderen Ratgeber. Einen noch nie dagewesenen. Einen richtig guten. Der Frauen wirklich helfen würde.

So hat alles angefangen. Das ist jetzt ein halbes Jahr her.

Am besten erzähle ich Ihnen die Geschichte von Anfang an.

Erstes Kapitel:
Alles ganz normal

1
HEUTE BIN ICH UNSICHTBAR

An diesem ersten Sonntag im Oktober stimmte einfach alles.

Ich liebe Sonntage. Nach dem Frühstück machen wir uns auf den Weg in den Park. Bei Wind und Wetter, Schnee oder Regen, die lange Strecke. Vorbei an der alten Eiche, quer über die Wiese mit den Maulwurfshügeln, vorbei am Spielplatz, die Treppen hinauf zum Aussichtsturm und auf der anderen Seite die Treppen runter zum Rosengarten mit dem Springbrunnen.

Der Himmel über dem Park war wolkenlos. Die Bäume trugen Rot, Gelb und Braun, dass es eine Pracht war. Eine leichte Brise strich über mein Fell.

Gleich am Eingang ließ mich Stephanie von der Leine, und ich sauste los. Welche Freude, mitten in die raschelnden Blätterhaufen zu springen. Dieser modrige Herbstgeruch nach Erde und Laub macht mich immer völlig wuschig.

Auch an diesem Sonntag wälzte ich mich genüsslich im Blättermeer und stieß Wonnelaute aus. Gleich würde meine Herrin um die Ecke biegen und ebenfalls im Herbstlaub baden. Sie würde lachen, sich mit ausgebreiten Armen im Kreis drehen und Blätter aufwirbeln. Und ich würde ihr dabei helfen.

Da kam sie angelaufen. Sie war ein bisschen aus der Puste und blieb stehen. Sie lächelte. Es war kein Mitmach-Lächeln. Es war eher ihr »Nun-amüsiere-dich-mal-schön-und-wenn-du-endlich-fertig-bist-gehen-wir-weiter-Lächeln«.

Nanu, was war denn los?

Ich sprang zwischen Blätterhaufen und Stephanie hin und her. Sie blieb stocksteif stehen.

Ich bellte auffordernd.

Doch meine Herrin tat vollkommen uninteressiert.

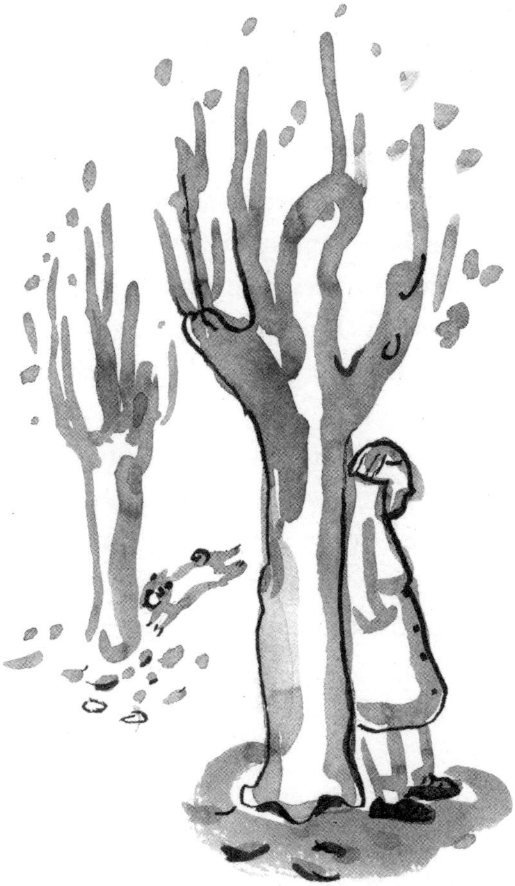

Meine gute Laune bekam einen Kratzer, und ich trottete missmutig über den gekiesten Weg hinter Stephanie drein.

Sie blieb an der alten Eiche stehen, ohne sie zu bewundern. Sie lief brav auf den Wegen, summte »Winds of change« von den Scorpions, verlor kein Wort über den blauen Himmel, und als ich mich unter einer Parkbank versteckte, bemerkte sie es nicht einmal.

Ich war verwirrt.

Ein Mädchen mit Glitzerschuhen rannte mit seinem Drachen den Hügel hinunter, direkt auf mich zu. Das blöde Gerät verlor an Höhe und knallte vor mir zu Boden.

Das Kind fing an zu heulen.

Die Mutter kam angelaufen, und Mütter haben die Tendenz, Hunde für alles verantwortlich zu machen.

Ich wappnete mich.

Die Mutter tröstete ihr Kind und ließ mich links liegen.

Glück gehabt, dachte ich und machte, dass ich weiterkam.

Stephanie war schon bei unserer Bank und wollte sich gerade setzen, da kam ein junges Pärchen und machte sich breit. Stephanie ging weiter, ohne einen Ton zu sagen.

Was war heute nur mit ihr?

Ich bellte.

Stephanie ignorierte es. Vielleicht war ich zu leise?

Ich bellte lauter.

Stephanie lief weiter.

Ich kläffte, wie es sonst nur unerzogene Hunde tun, und rannte gefährlich nah vor ihren Füßen hin und her.

Keine Reaktion!

Nun bekam ich langsam Angst.

War ich über Nacht unsichtbar geworden?

Später, auf der Treppe, kamen uns zwei kichernde Teenie-Mädchen entgegen.

Ich posierte auf dem Treppenabsatz und wartete auf das »ach ist der süß« oder »darf man den streicheln?«

Doch die beiden gingen an uns vorbei, als wären wir Luft.

Oben angekommen schnitt uns ein Mountainbiker den Weg ab, und mir blieb vor Schreck beinahe das Herz stehen.

Eigentlich wäre meine Stephanie spätestens jetzt ausgerastet. Sie hätte den Typen verfolgt und ihm Schimpfwörter nachgerufen.

Ich habe gelernt, dass Schimpfwörter hervorragend zum Stressabbau dienen und ungeahnte Energien freisetzen. Manchmal, obgleich es mir meine edle Abstammung verbietet, schimpfe ich fast so gut wie meine Herrin.

Aber heute sank sie nur in sich zusammen und ließ den unverschämten Radler gewähren.

Das ging zu weit!

Also musste ich ihn in die Wade zwicken und unsere Ehre wiederherstellen. Doch bevor ich dazu kam, machte der Kerl kehrt, brauste bergab, und ich musste meinen Plan fallen lassen.

Abseits des Hauptweges fanden wir eine freie Bank.

Ein Jogger blieb stehen und pinkelte neben uns an den Baum.

So eine dreiste Unverschämtheit! Es gibt unzählige Bäume im Park. Musste der Kerl genau neben Stephanie sein Bein heben? Er ließ sich Zeit und tat, als sei er allein.

Statt eines Donnerwetters nahm Stephanie diese Unflätigkeit einfach hin.

Wie konnten wir beide plötzlich unsichtbar sein? Das ist unmöglich. Niemand wird einfach so unsichtbar.

In wilder Hoffnung rannte ich quer über die Wiese zum Imbiss. Die nette Frau mit den Piercings schenkte mir nämlich immer einen Zipfel Wurst. Auf sie ist Verlass.

Ich bellte laut und sprang am Häuschen hoch.

Die Wurst blieb aus.

Ich war am Ende mit den Nerven.

»Asta, hierher, dalli!«, rief Stephanie.

Ich hetzte zurück über die Wiese.

Meine Herrin packte mich grob am Halsband und nahm mich an die Leine. Als wäre ich an dem Dilemma schuld!

Dabei hatte ich schließlich versucht, unsere Sichtbarkeit herzustellen, während sie vor pinkelnden Joggern und rasenden Radfahrern gekuscht hatte.

Unser schöner Sonntagsspaziergang war völlig im Eimer.

Stephanie zerrte mich über den Weg. Meine adligen Pfoten waren voller Split. Ich jaulte vor Schmerz.

Stephanie blieb stehen. »Hab dich nicht so!«, sagte sie, pulte mir aber trotzdem den Split aus den Pfoten.

Wenigstens schien sie mich jetzt wieder wahrzunehmen.

Nun würde alles gut werden.

Und wirklich! Auf dem Heimweg kam die Sichtbarkeit zurück. Wir trafen unsere Nachbarin Herta mit den hübsch eingedrehten Haaren, und sie fragte meine Herrin, ob sie sich in den nächsten Tagen um ihre Steuererklärung kümmern könnte.

Als sie schließlich aus ihrer Tasche ein Leckerli zauberte, war ich sicher, dass alles nur Zufall gewesen sein musste.

Doch in den nächsten Tagen passierte es wieder. Vor dem Supermarkt schnappte uns eine gutbürgerlich-alternativ-angehauchte SUV-Fahrerin den Parkplatz vor der Nase weg. Beim Bäcker, wo wir seit Jahren unsere Brötchen kaufen, musste Stephanie sich hinten in der Schlange anstellen, obwohl wir sonst vorgelassen wurden, weil ich draußen wartete. Sämtliche Kerle sahen durch Stephanie hindurch. Keiner der Bauarbeiter auf dem Gerüst am Postamt pfiff uns hinterher. Selbst Herr Paul, Stephanies Chef, unterließ seine anzüglichen Bemerkungen.

Die ganze Woche über hatte meine Herrin schreckliche Laune, obwohl ich alles tat, um sie aufzumuntern. Auch ihr war die Unsichtbarkeit offenbar aufgefallen.

Ich hatte es ja in den Ratgebern gelesen. Man sollte sich weniger wichtig nehmen, stand da. Schön und gut, aber unsichtbar zu werden war eine andere Nummer.

Meine Großmutter Ottilie sagte immer:

»Bist du für die Menschen Luft,
kläffe laut und mach 'nen Duft.«

Für Stephanie schieden solche Tricks, trotz höchster Wirksamkeit, natürlich aus. Bei Körpergerüchen sind die Menschen eigen, und meine Herrin ist da keine Ausnahme. Na gut, diese nicht gerade geistreiche männliche Anmache war mir eh auf die Nerven gegangen, und darum war ich froh, dass sie nachließ. Aber meine Herrin litt.

Das verstehe ich. Auch ich brauche die Aufmerksamkeit anderer Hunde. Ich will, dass sie mich anschauen, mich beschnuppern, mit dem Schwanz wedeln und ein nettes Wort für mich haben.

Und Stephanie ging es genauso.

Das sollte sie ihren Mitmenschen mal sagen. Reden birgt ungeahnte Möglichkeiten, Situationen zum Positiven zu wenden.

Ihr schien das noch nicht klar zu sein. Statt selbstbewusst auf sich aufmerksam zu machen, schien ihr alle Lebensenergie abhandengekommen zu sein. Sie umrundete Blätterhaufen, ohne in sie reinzuspringen. Beim Bäcker stellte sie sich brav hinten an. Wenn die Sprüche ausblieben, sah sie irritiert am Baugerüst hinauf. Wurde sie auf dem Bürgersteig angerempelt, litt sie still.

Was sollte das noch werden?

In den Ratgebern stand: Menopause und Wechseljahre. Hässliche Wörter. Unsichtbar zu sein war zwar anstrengend, aber irgendwie hatte es auch was Magisches. Genau. Magisches Alter müsste es heißen. Das klingt viel besser. Da passiert was Neues. Da kann frau sogar unsichtbar werden.

Auf diese Erkenntnis war ich ziemlich stolz.

Bei mir war es anders. Meine Unsichtbarkeit im Park war nur temporär gewesen. Als hätte Stephanies Unsichtbarkeit einen Schatten auf mich geworfen.

Ich habe es ausprobiert. Gestern hat mir die nette Frau vom Imbiss, die mit dem Piercing, lieb zugezwinkert und wie gewohnt eine Bockwurst zugesteckt. Welch ein Glück, habe ich gedacht.

Wenn ich da geahnt hätte, was noch alles auf mich zukommt, wäre ich nicht so entspannt in die neue Woche gestartet.

Übung: Sichtbar werden

Wurden Sie in letzter Zeit häufig übersehen?
Finden Sie das gut?
Dann freuen Sie sich.
Sie möchten lieber wahrgenommen werden?
Dann machen Sie Folgendes: Begeben Sie sich in eine Menschenmenge. Holen Sie tief Luft und bellen Sie, so laut Sie können.
Alternativ können Sie auch lachen.
Für hartnäckige Unsichtbarkeit:
Steigen Sie in die U-Bahn (Straßenbahn, S-Bahn, Bus) und ziehen Sie die Notbremse.

Astas Rat

Bei akuter Unsichtbarkeit ist es durchaus angebracht, im Ausflugslokal das Schnitzel vom Nachbartisch zu stibitzen.

2
ZIEPEN UND ZWICKEN

»Lauf, Asta!«

Stephanie holte weit aus und warf den Ball quer über die Wiese.

Ich hechtete los. Keine ist schneller. Trotz der kurzen Beine. Trotz des vornehmen Näschens. Trotz der Maulwurfshügel.

Ich schnappte den Ball und legte ihn meiner Herrin vor die Füße. Sie lobte mich und bückte sich.

Ich war bereits auf dem Sprung.

»Ohhhh!«, hörte ich hinter mir. Hoppla, dachte ich, warum lobt sie mich denn jetzt schon.

Da war es wieder. »Ohhhh!«

Nein, das hörte sich nicht nach Bewunderung an. Das klang eindeutig nach Schmerz.

Ich drehte mich im Lauf um die eigene Achse, eine meiner Spezialitäten. Auf diese Weise entkomme ich Eckart, der Bulldogge, wenn er seine Anwandlungen hat. Geschmeidig landete ich auf den Pfoten und sah meine Stephanie zwischen zwei Maulwurfshügeln hocken.

»Auauauau!«, jammerte sie. Ihr Gesicht war rot wie das Rindfleisch im Schaufenster von Metzger Hasso. Ich nenne ihn so wegen seines Hundes. Ein schrecklich eingebildeter Kerl, dieser Hasso. Dabei bekommt er gewöhnliches Hundefutter.

»Auauau!«, machte Stephanie. Mühsam rappelte sie sich auf, kroch auf allen vieren zu einem jungen Ahorn und zog sich am Stamm hoch.

Ich hätte ihr gern dabei geholfen.

Im Zeitlupentempo schleppte sie sich zur Parkbank.

Die ganze Zeit blieb ich an ihrer Seite. Hoffentlich war das Bein heil geblieben. In einem der Ratgeberbücher hatte ich nämlich gelesen, dass in ihrem Alter die Knochen zerbrechlicher werden. Poröser. Himmel! Langsam bekam ich Panik. Was, wenn sie ins Krankenhaus musste? Wo sollte ich dann hin?

Auf der Bank atmete Stephanie erst mal durch. Ihre Gesichtsfarbe wechselte von Rindfleischrot zu Kochschinkenrosa. Ein gutes Zeichen, wie ich fand. Sie streichelte mich und sagte: »Da hab ich dir einen gehörigen Schrecken eingejagt, was Asta?«

Allerdings!

Wir blieben noch ein bisschen sitzen und betrachteten die bunten Blätter an den Bäumen.

Stephanie zog ihr Handy aus der Jacke und rief an.

Ines ist ihre beste Freundin. Ein wunderbarer Mensch, solange sie am Telefon bleibt. Sie ist mir nämlich schon zweimal mit ihrem Hightech-Rollstuhl über die Pfoten gefahren. Dass meine Herrin mich immer wieder dieser Gefahr aussetzt, finde ich unverantwortlich.

»Du musst sofort zum Arzt«, sagte Ines.

Na, das hätte ich Stephanie auch sagen können.

»Wie denn?«, jammerte meine Herrin. »Ich schaffe es nicht mal von der Bank runter!«

»Ich komme«, sagte Ines.

Zehn Minuten später knirschte der Kies, und der Rollstuhl raste direkt auf uns zu. Ich verzog mich unter die Bank.

Ines war wie immer von einer Wolke Moschusparfum umhüllt. Sie trug den knallroten Anorak, passend zu ihrem roten Gefährt. Sie war außer Puste, ihre Wangen waren gerötet und die weiße Löwenmähne zerzaust. Die Energie dieser Frau beeindruckt mich stets aufs Neue. Sie hat ein Selbstbewusstsein für drei.

»Du siehst schrecklich aus, meine Liebe«, sagte sie und tätschelte Stephanies Knie. »Wie ist das denn passiert?«

Meine Herrin brach in Tränen aus.

»Kannst du überhaupt aufstehen?«, fragte Ines.

Mit ihrer Hilfe gelang es uns, in Gang zu kommen. Meine Herrin hielt sich am Rollstuhl fest. Im Zeitlupentempo schlichen wir zurück nach Hause, begleitet von Stephanies Schmerzensrufen. Auf mich achtete keiner. Ausnahmsweise lief ich neben dem Rollstuhl her, bei der Geschwindigkeit konnte mir nichts passieren.

Zu Hause angekommen, rief Ines einen Orthopäden an und hatte Glück. Jemand hatte seinen Termin abgesagt. Wir konnten noch am selben Nachmittag vorbeikommen. Sie rief bei Herrn Paul an und meldete uns für den Tag krank.

In meinen acht Jahren bei Stephanie war sie nur einmal richtig krank gewesen. Im letzten Winter hatte sie eine schlimme Grippe gehabt, und selbst da war sie nur am Wochenende im Bett geblieben. Montags hatte sie wieder auf der Matte gestanden, wie sie das nannte. Am Ende hatte die Grippe drei Wochen gedauert.

In solchen Fällen riet meine Großmutter Ottilie:

»Macht dein Körper einmal schlapp,
ruh dich aus und schalte ab.«

Das muss Stephanie erst noch lernen. Sie hält sich für unersetzlich, wenn es um ihre Arbeit geht. Auch so eine weibliche Marotte, immer pflichtbewusst, immer zur Stelle.

Nach den beiden Telefonaten verabschiedete sich Ines. Sie hatte einen Termin mit einer Klientin. Ines ist nämlich Anwältin. Mit eigener Kanzlei. Keine Ahnung, wofür solch ein Beruf nützt. Menschen und ihre eigenartigen Berufe. Das wird mir immer ein Rätsel bleiben.

Stephanie nahm eine Schmerztablette und legte sich aufs Sofa.

»Und bestell dir ein Taxi!«, sagte Ines. »Du fährst auf keinen Fall selbst Auto!«

Um drei klingelte der Fahrer. Jeder Schritt war eine Qual. Stephanie stöhnte und hielt sich den Rücken. Sie brauchte drei Versuche, um ins Auto zu kommen.

Der Orthopäde hieß Dr. Lindemann. Ich durfte sogar mit rein ins Behandlungszimmer. Dr. Lindemann sah toll aus mit seiner Silberrandbrille und dem grau melierten Haar. Ein drahtiger Kerl. Kein Gramm Fett. Die Haut sonnengebräunt. Den könnte sich Stephanie gerne anlachen.

Doch sie sprach nur von ihren Schmerzen. Das langweilt Männer, da kenne ich mich aus.

Meine Herrin musste sich bäuchlings auf einer Liege ausstrecken. Der Arzt drückte auf ihrem Rücken herum. Er sagte, jetzt tut es kurz weh. Plötzlich knackte es, Stephanie schrie auf und rang nach Luft.

Vor Schreck hätte ich den Arzt beinahe ins Bein gebissen. Gerade noch rechtzeitig beherrschte ich mich. Sonst hätte bestimmt kein Hund je wieder seine Praxis betreten dürfen. Man ist ja immer Repräsentantin seiner Zunft. Eine von Astasien darf das nie vergessen.

Stephanie stand von der Liege auf und lächelte.

Sie streckte den Rücken, hob die Arme und strahlte den Arzt an.

»Danke, Herr Doktor. Sie haben ein Wunder vollbracht.«

Sie nahm meine Leine und wollte zur Tür raus.

»Moment!«, rief Dr. Lindemann. »Das war eine Warnung! Eingeklemmter Nerv. Beim nächsten Mal wird das ein Bandscheibenvorfall.«

Stephanie wurde blass, und ihre Augen weiteten sich angstvoll.

»Sie sind zu schwer für Ihre Größe«, sagte er und sah sie prüfend an. »Wie viel wiegen Sie?«

Meine Herrin wechselte zu ihrer Rindfleisch-Gesichtsfarbe.

»87 Kilo«, murmelte sie.

Ich wusste, dass sie log. Richtig so. Kein Mann hat das Recht, eine Frau nach ihrem Alter oder ihrem Gewicht zu fragen.

»Treiben Sie regelmäßig Sport?« Der Arzt guckte streng.

Blöder Kerl.

Stephanie senkte den Kopf. »Ich gehe mit meinem Hund spazieren«, flüsterte sie und zeigte auf mich.

Ich guckte schuldbewusst. Meistens wirkt das.

Dr. Lindemann schüttelte den grauen Kopf. »Das ist zu wenig. Ab sofort gehen Sie zweimal die Woche ins Sportstudio. Oder ins Schwimmbad. Fahren Sie Rad. Laufen Sie. Tun Sie, was Ihnen Spaß macht. Aber bewegen Sie sich!«

Meine Herrin versprach es.

Stephanie hasst Sport. Noch mehr hasst sie es, wenn jemand ihr sagt, sie solle abnehmen. Selbst wenn die Ermahnung von einem Arzt kommt. Ärzte neigen sowieso dazu, sich für besonders klug zu halten. Das habe ich schon öfter erlebt.

Zu Hause trösteten wir uns mit einem schönen Stück Bienenstich, unserem Lieblingskuchen. Anubis sei Dank. Ich hatte schon befürchtet, die Warnung des Arztes würde auf der Stelle umgesetzt.

Aber etwas war hängen geblieben. Am selben Nachmittag bestellte Stephanie Laufschuhe und einen Jogginganzug im Internet.

Das Paket kam nach drei Tagen. Eine Woche lang trabte sie nun jeden Morgen vor der Arbeit durch den Park. Wo blieb da der Spaß? Kein Springen in Blätterhaufen, kein Ballwerfen. Nur trostloses Getrotte im Kreis. Obwohl sie so langsam lief, kam sie schnell aus der Puste und schwitzte. Und ich musste ständig mein

Tempo drosseln. Die anderen Jogger überholten uns. Manche grinsten sogar. Glücklicherweise war Stephanie viel zu sehr mit sich selbst beschäftigt, um das mitzubekommen.

Zu allem Übel gab es sonntags beim Tatort keine Chips mehr, und der Kuchen am Nachmittag wurde gestrichen.

Es war eine harte Zeit.

Meine Herrin nahm korrekt 790 Gramm ab.

Eines Morgens versuchte sie aufzustehen und kippte sofort aufs Bett zurück. Als sie endlich hochkam, humpelte sie und schaffte es kaum ins Bad. Es waren die Knie.

Wieder mussten wir zum Orthopäden. Diesmal dauerte es fast einen Monat, ehe wir einen Termin bekamen.

Dr. Lindemann hatte Urlaub. Stephanie wurde von einer Ärztin behandelt. Frau Dr. Rohani war freundlich, ebenfalls im magischen Alter und gab mir ein Leckerli. Eins von den teuren, die nach Schokolade riechen.

»Laufen ist Gift für Ihre Knie«, sagte sie. Behutsam tastete sie Stephanies Beine ab. »Vermeiden Sie Überlastung. Damit schaden Sie sich nur. Gehen Sie lieber schwimmen oder fahren Sie mit dem Rad zur Arbeit. Und passen Sie auf sich auf.«

Die Frau hatte tausend Lachfältchen um die Augen. Sie war rundlich und energisch.

»Bewegung muss keine Quälerei sein«, gab sie meiner Herrin mit auf den Weg.

Kaum zu Hause, verbannte Stephanie die Laufschuhe und den Jogginganzug in die hinterste Schrankecke. Sie setzte sich aufs Bett und seufzte. »Ach, Asta, ich will nicht älter werden. Wenn ich nicht mehr laufen kann, wer geht dann mit dir raus?«

Tatsächlich, das wäre furchtbar. Es stand wirklich schlimm um sie.

Sie ging zu ihrer Marzipanschublade. Natürlich weiß ich, dass Marzipankartoffeln keine Knieprobleme lösen, doch für Stephanies Seele waren sie jetzt zwingend notwendig. Sie liebt Marzipankartoffeln über alles. Sie muss immer welche im Haus haben, für den Notfall. Normalerweise kümmern wir uns Anfang September darum, sobald das Weihnachtssortiment im Supermarkt liegt. Jetzt war Oktober, und die Schublade war leer. Das war allein Dr. Lindemanns Schuld.

Sie stand da und starrte in die Schublade.

»Wir gehen einkaufen«, entschied sie.

Von gehen konnte natürlich keine Rede sein. Wir fuhren mit dem Auto. Geduldig wie ich bin, wartete ich, bis Stephanie ihre Beine unter das Steuer gebracht hatte.

Während ich ihr zusah, erinnerte ich mich an Großmutter Ottilies Spruch:

»Jung zu sein, bedarf es wenig,
würdig altern macht dich selig.«

Was Ottilie in dem Zusammenhang wohl mit Würde gemeint hatte? Wahrscheinlich ein ungebrochenes

Selbstwertgefühl, unabhängig davon, wie es für andere aussieht, wenn frau mit schmerzenden Knien in ein Auto steigt.

Auf der Rückfahrt musste ich mir den Beifahrersitz mit einem kompletten Karton Marzipankartoffeln teilen. Ich ertrug es stoisch. Im Unterschied zu Stephanie mag ich kein Marzipan. Diese gemanschte Zuckermandelpampe ist eine Zumutung.

Ich musste immer daran denken, dass Stephanie vielleicht eines Tages nicht mehr mit mir rausgehen könnte. Dagegen musste ich etwas unternehmen. Vielleicht war Frau Dr. Rohanis Idee mit dem Radfahren gar nicht so schlecht.

Ein paar Tage später lenkte ich unseren Abendspaziergang unauffällig am Fahrradladen vorbei. Ich tat, als interessierte ich mich für die Duftmarken am Eingang und ließ Stephanie genug Zeit, sich das Schaufenster anzusehen. Es schien zu funktionieren.

»Asta, guck mal, das blaue Rad dort. Du könntest vorne im Korb sitzen.«

Ach du Schreck! Im Korb zu sitzen kam überhaupt nicht infrage. Ich hörte schon, wie mich die anderen Hunde auslachten. Eine von Astasien im Fahrradkorb, unwürdig! Andererseits: Sollten sie lachen. Ich kannte keinen anderen Hund, der die wahre Größe aufbringen würde, aus Sorge um seine Herrin von sich selbst abzusehen.

Der Oktober brachte uns noch viele schöne Tage. Bei gutem Wetter fuhren wir nun oft mit dem Fahrrad zur Arbeit.

Ich hätte nie vermutet, dass es so viel Spaß macht, durch das Korbgitter auf die Straße zu gucken und den Fahrtwind im Fell zu spüren. Wenn ich jedoch einen anderen Hund entdecke, mache ich mich instinktiv klein.

So ganz kann ich eben nicht aus meiner Haut.

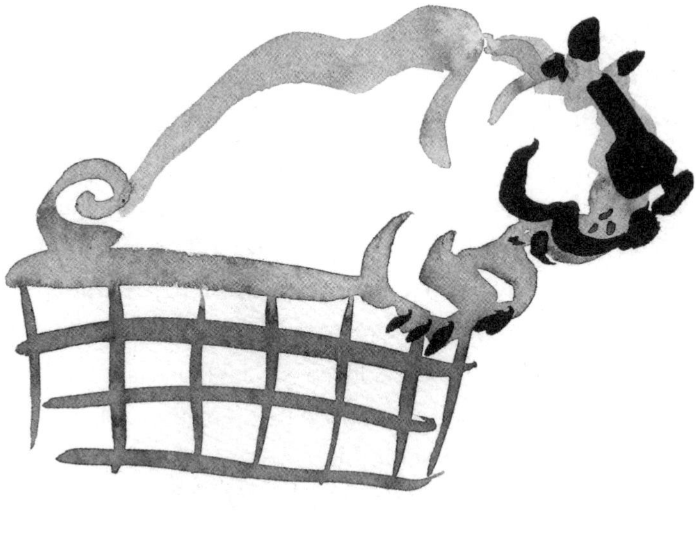

Übung: Realitätscheck

Fotografieren Sie Ihr Gesicht und Ihren Körper.
NACKT.
Hängen Sie die Bilder – ohne sie vorher am Computer mit Photoshop zu bearbeiten – an die Wand.
Gehen Sie dreimal täglich daran vorbei.
Finden Sie sich schön? Dann freuen Sie sich.
Falls nicht, wiederholen Sie die Übung alle drei Wochen.
Sollte sich nach einem Jahr keine Veränderung eingestellt haben, können Sie eventuell Sport in Erwägung ziehen.

Astas Rat

Trauen Sie keinem Arzt ohne Leckerlis.

3
HEISS UND KALT

Gerade hatte ich mich an unsere morgendlichen Radtouren zur Arbeit gewöhnt, da jagte mir meine Herrin den nächsten Schrecken ein. Mitten in der Nacht sprang sie wie von einer Horde Hundeflöhe gestochen aus dem Bett, riss sich das Nachthemd vom Leib, rannte ins Bad, stellte sich unter die Dusche und veranstaltete ein Höllenspektakel.

Als sie zurückkam, ließ sie sich nackt aufs Bett fallen. Sie dampfte aus allen Poren.

»Asta, mir ist so heiß!«, rief sie.

O weh. Dieses Schwitzen sah gefährlich nach einer Grippe aus. Dabei war gar kein Erkältungswetter. Bisher war es der sonnigste und mildeste Oktober gewesen, den man sich denken konnte.

Den Rest der Nacht warf sie sich hin und her.

Ich konnte kaum schlafen.

Am nächsten Morgen verschliefen wir, zum Glück war Samstag, und wir mussten nicht zur Arbeit.

Stephanie sah schrecklich aus. Sie hatte dunkle Augenringe, Schweißperlen standen ihr auf der Stirn, selbst zwischen Kopfhaaren und Augenbrauen lief ihr der Schweiß in Strömen herunter.

Nach dem Frühstück duschte sie. Mit eiskaltem Wasser! Danach fror sie, kein Wunder. Zog einen Wollpullover über ihr Shirt. Holte sich sogar einen Schal.

Kaum hatte sie ihn sich um den Hals gewickelt, schwitzte sie, riss sich alles vom Leib und ging erneut duschen.

Nachdem sie sich zum dritten Mal umgezogen hatte, sagte sie: »Asta, meine Schöne, unser Ausflug fällt ins Wasser. Ich bin fix und fertig.«

Das traf mich hart. Für diesen Sonnabend hatten wir nämlich unsere erste richtige Radtour geplant. Wir wollten mit der S-Bahn aus der Stadt herausfahren und den lieben langen Tag über Wiesen und Felder, durch Wälder und Auen radeln. Das hatte meine Herrin mir fest versprochen. Sie hatte sogar schon die Fahrradkarte gekauft. Und ich hatte mich irrsinnig darauf gefreut.

Ich war so frustriert, dass mir das Marmeladenbrötchen auf Stephanies Teller egal wurde. Gut, ich begriff natürlich, dass auch sie kaum ein Auge zugemacht hatte. Und ich sah ihr an, wie schlapp sie war. Hatte ich alles im Ratgeber für das magische Alter gelesen. Aber musste sie mir deshalb den Tag verderben? Mir, ihrer ergebenen Dienerin, die ihr nie von der Seite wich? Die sich die Nächte für sie um die Ohren schlug?

Und vielleicht hätte ihr unser gemeinsamer Ausflug sogar gut getan. Das Thermometer zeigte 15°C, dazu blauer, wolkenloser Himmel, geradezu ideal für eine Radtour.

Stephanie schob den Teller beiseite. Er war leer.

War das zu fassen? Sie hatte das Brötchen allein aufgefressen und merkte es nicht mal.

Sie seufzte, stand auf und öffnete die Balkontür. Eine angenehme Brise zog herein. Stephanie wischte sich über den feucht glänzenden Hals, atmete schwer, legte sich aufs Sofa und massierte ihre Füße. Weder kraulte sie mich hinterm Ohr, noch fischte sie ein Leckerli aus der Packung. Kein tröstendes Wort wegen der vermasselten Radtour und die Entschuldigung wegen meines Anteils am Marmeladenbrötchen blieb aus. Stattdessen blätterte sie in ihren Ratgeberbüchern.

Sie war nur mit sich selbst zugange.

Bei Hündinnen ist das ja normal. Wir kümmern uns gern um uns selbst. Das schreibt uns die Genetik so vor. Aber menschliche Weibchen? Denen wird die Fürsorgepflicht doch seit Jahrhunderten in die rosa Wiege gelegt.

Nach einer kleinen Ewigkeit stand meine Herrin endlich auf und streckte sich.

Wenigstens würde ich jetzt in den Park kommen. Dachte ich. Fehlanzeige. Schon an der Haustür lauerte die nächste Enttäuschung.

»Asta, heute gehen wir nur um die vier Ecken«, verkündete Stephanie. Sie zog nicht einmal ihre Jacke über.

Um die vier Ecken? Heiliger Flohsack! Auf dieser Minirunde um den Block traf ich bestenfalls die olle Bella! Oder den miesepetrigen Ben. Einer so langweilig wie der andere. Also, ich muss sagen, in diesem Augenblick wurde meine Geduld auf eine harte Probe gestellt.

Vielleicht bekam ich meine Stephanie noch überredet? Während sie in der Tasche nach dem Hausschlüssel suchte, jaulte ich in den höchsten Tönen, wackelte mit dem Hintern, rannte im Kreis und sprang auf die Klinke. Das ist eine meiner außergewöhnlichen Fähigkeiten, auf die ich sehr stolz bin. Seit ich es einmal geschafft hatte, die Wohnungstür selbstständig von innen zu öffnen, schließt meine Herrin sie ab, wenn wir zu Hause sind. Statt sich über meine Geschicklichkeit zu freuen!

Also, an diesem Morgen jedenfalls gab ich mir alle Mühe. Demonstrativ gute Laune. Das hilft eigentlich immer. Heute war alles umsonst. Ich drehte mich, bis mir schwindlig wurde. Ich jaulte und bellte. Alles jahrelang einstudiert.

Das Ende vom Lied war, dass selbst die vier Ecken sich als Hochstapelei herausstellten.

Meine Herrin ließ mich vor der Apotheke stehen, keine zweihundert Meter von unserer Wohnung entfernt. Einfach so, ohne jeden Kommentar.

Das Anbinden am Fahrradständer habe ich ihr schon vor Jahren abgewöhnt. Das ist nun echt unter meiner Würde. Aber vor der Tür zu warten ist genauso bescheuert. Fremde Leute gafften mich blöde an und gaben geistlose Kommentare zu meinem Aussehen ab. Ein Typ mit Kapuzenpulli versuchte mich sogar zu streicheln. Seine Hand stank nach Katze. Der kam mir gerade recht! Ich knurrte ihn wütend an.

Verdammt, wo blieb Stephanie?

Langsam hatte ich die Schnauze voll. Ich musste nachsehen, was mit ihr los war. Vorsichtig schlich ich an dem jungen menschlichen Apotheken-Weibchen vorbei und stellte mich direkt neben meine Herrin. Die Ohren keck aufgestellt und süß geguckt. Das alte Apotheken-Weibchen blinzelte freundlich durch dicke Brillengläser. Na also, ging doch!

Und nun hörte ich Stephanie über ihre innere Hitze reden. Über die nächtliche Schweißattacke. Über triefende Nachthemden und nassgeschwitzte Haare.

Gleich würde ihr die nette Apothekerin ein Medikament geben. Von draußen hörte ich Gebell. Das war sicher Ben. Mittlerweile war ich so gelangweilt, dass ich sogar eine Unterhaltung mit ihm vorgezogen hätte. Er ist zwar ein Miesepeter, aber erstaunlich gut über das aktuelle Weltgeschehen informiert.

Die silberhaarige Apothekerin hatte Stephanie in ihren Klauen.

»Das fängt bei manchen schon viel früher an, wissen Sie. Wir haben da etwas. Sie sollten es mit Vitamin E und Omega-3-Fettsäuren versuchen. Oder mit Isoflavonen. Die lindern Hitzewallungen, bringen die Blutfette ins Gleichgewicht und schützen das Herz.«

»Ach ja?«, erwiderte Stephanie und in ihrer Stimme lag die Hoffnung der Verzweifelten. Sie würde alles glauben, was ihr diese Frau erzählte.

»Seit Wochen bin ich ständig müde. Kraftlos. Geradezu bleiern. Als hätte ich die ganze Nacht durchgemacht. Gibt es da auch etwas?«

Die Apothekerin sah ihre Stunde gekommen. Sie angelte Packungen mit Vitaminpräparaten aus dem Regal und breitete sie auf dem Ladentisch aus.

Stephanie erwähnte ihre Rückenschmerzen, die schweren Beine, sprach von Einschlafschwierigkeiten, egal, wie müde sie sei, erwähnte eine neuerdings auftretende Blasenschwäche, ihre Befürchtung, an Depressionen zu leiden, Herzrasen, Kopfschmerzen, Konzentrationsschwierigkeiten, trockene Haut, Nervosität, Schwindel, Stimmungsschwankungen und das Gefühl, komplett leistungsunfähig zu sein. Von einer Sekunde zur anderen, sagte sie, breche sie in Tränen aus, werde von schrecklichen Selbstzweifeln geplagt oder fühle sich ohne Grund hundeelend.

Mir schlackerten die Ohren. Dieser Ausdruck traf mich mitten ins Herz.

Die Apothekerin nickte verständnisvoll. Sie kam jetzt so richtig in Fahrt. Sie sprach von Eierstöcken, Sexualhormonen und Mikronährstoffen. »Wissen Sie«, sagte sie, »das ist alles völlig normal in der Menopause.«

Und bevor meine Herrin bei diesem Reizwort in Tränen ausbrechen konnte, holte die Weißbekittelte weitere Packungen aus dem Regal. Aufbaupräparate, ein Schächtelchen mit Zink. Ein Röhrchen mit Magnesium. Ein Fläschchen mit Vitamin B12, eines mit Eisen, ein anderes mit Vitaminen C, B3, B6, Folsäure, Vitamin D und K, Magnesium, Kalzium, Bor, Kupfer, Mangan und zur Sicherheit noch ein Paar Bachblüten und Goldglobuli, die Wunder wirken sollen.

Es waren vierundzwanzig Schachteln. Ich habe nachgezählt.

Stephanie nickte. »Ich nehme alles.«

Die Apothekerin scannte die Preise ein. Bei jedem Piepen wurde ihr Lächeln breiter. Der Kassenzettel war länger als meine Leine.

»234 Euro und 80 Cent«, flötete sie.

Stephanie steckte ihre EC-Karte ins Lesegerät.

Wir verließen die Apotheke mit zwei prallvollen Plastiktüten und zwei Packungen Gratis-Taschentüchern. Die Taschentücher hätte sie preiswerter haben können. Es war der traurigste Samstag meines Lebens, das können Sie mir glauben. Immer mehr wurde mir die Bedeutung meiner Aufgabe bewusst. Ich musste meine Herrin dem Wahnsinn entreißen.

Fortan schluckte sie bunte Pillen und löste Brausetabletten in Wasser, trank Tees und nahm Dragees ein, Tag für Tag. Die Schweißausbrüche gingen weiter.

Man sagt dem Menschen ja nach, dass er im Alter klüger wird. Stephanie scheint eine der vielen Ausnahmen zu sein, die die Regel bestätigen. Obwohl wir beide gerade kürzlich diese Reportage gesehen hatten, die all diese Globuli und Nahrungsergänzungsmittel für Humbug erklärt hatte, kaufte sie nach zwei Wochen weitere Mittelchen nach.

Manchmal war meine Herrin schon morgens derart mit ihren Pillen beschäftigt, dass sie glatt das Frühstück vergaß. Dann bekam ich wieder kein Marmeladenbrötchen, sondern schnödes Hundefutter. Nie hätte ich gedacht, dass wir so tief sinken würden.

Aber wie es im Leben ist, einer ist immer der Sieger. Die Apotheke wird in diesem Jahr satten Gewinn einfahren. Stephanie sichert Arbeitsplätze. Mich ärgert es trotzdem, dass sie unser Geld zum Fenster rauswirft.

Gegen die magischen Jahre ist eben kein Kraut gewachsen. Da muss frau durch. Die Frage ist nur, wie. Ich hätte eine Alternative anzubieten: eine anständige Hühnersuppe.

Wie meine Großmutter Ottilie nämlich immer zu sagen pflegte:

»Hühnersuppe, welch ein Glück,
lockt den Lebensgeist zurück.«

Ottilies Frauchen hat zu allen Gelegenheiten Hühnersuppe gekocht. Nach Erkältungen. Vor Erkältungen. Bei Liebeskummer. Bei Verliebtheit. Bei Schmerzen. Bei Sommer- und Winterdepressionen. In Prüfungszeiten. Bei Kränkungen. Und wenn sich wer verkühlt hatte. Ferner bei Ermüdungserscheinungen. Und wenn es sonst irgendwie ziepte und zwickte. Schweißausbrüche hatte Ottilie nicht extra erwähnt, doch ich wette, dass Hühnersuppe da auch hilft. Hühnersuppe war Ottilies Medizin für jede Gelegenheit. Hühnersuppe macht Apotheken überflüssig.

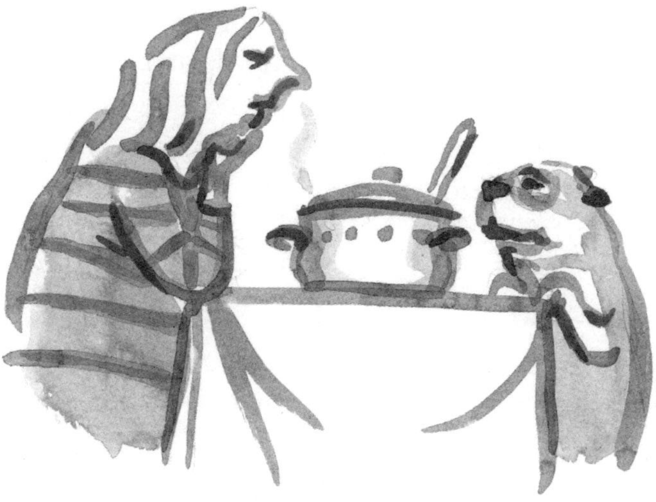

Übung: Hühnersuppe nach Ottilies Frauchen

Besorgen Sie ein Biohuhn oder eins vom Lande, so eins, das monatelang in echtem Dreck gescharrt hat. Rein in den Topf, Wasser rauf, zwei Stunden kochen lassen. Mindestens! Gern noch länger. Danach das Fleisch vom Knochen lösen. Gemüse reinschnippeln. Weiterkochen. Bis das Gemüse noch bissfest ist.

Manche mögen die Suppe mit Nudeln oder Reis. Das können Sie halten, wie Sie wollen. Auf jeden Fall muss Salz und Pfeffer rein.

Sehr heiß essen.

Nach der Suppe ein Schläfchen machen.

Am besten an einem Sonnenfenster.

Auf den Rücken legen. Den Blättern beim Fallen zusehen.

Schlafend verdauen.

Das macht man, bis der Suppentopf leer ist. Das kann schon ein paar Tage dauern.

Und wenn das nicht hilft?

Dann hatten Sie wenigstens eine leckere und tröstliche Zeit.

Astas Rat

Mitunter muss man etwas so heiß essen, wie es gekocht wurde.

4
IST DAS NOCH NORMAL?

Ein Scheißwetter war das. Grau, Regen, Sturm. Wie ich den November hasse! So ein Wetter taugt maximal zum Einkuscheln und Hühnersuppe-Genießen.

Schon auf dem Weg zum Auto wurde ich pitschnass. Wenn es nach mir gegangen wäre, wäre ich zu Hause geblieben, aber wir mussten ja zur Arbeit.

Jetzt wird es Zeit, Ihnen Herrn Paul vorzustellen. Herr Paul ist Stephanies Chef. Er riecht nach Weichspüler. Selbst ich habe lange gebraucht, um diesen Menschen zu durchschauen. Er ist in Stephanies Alter, hat wenig Haare und trägt winters wie sommers Rollkragenpullover. Anfangs fand ich ihn recht entzückend. Welcher Chef erlaubt schon Hunde im Büro. Doch mit der Zeit entpuppte er sich als Fiesling. Er interessiert sich ausschließlich für seine Bilanzen und fürs Golfen. Ich und Stephanie sind ihm völlig schnuppe. Vorletzte Woche hat er sogar meine Leckerlis weggeschmissen. Er behauptete, sie würden stinken und die Kunden vergraulen.

An diesem Tag war jedenfalls gleich der Wurm drin. Wir brauchten ewig, um einen Parkplatz zu finden.

Kaum waren wir im Büro, stürmte Herr Paul aus seinem Zimmer, baute sich vor Stephanies Schreibtisch auf und guckte demonstrativ auf seine Uhr.

»Frau Krause. So geht das nicht weiter. Sie kommen zu spät. Sie sind unkonzentriert. Ihre Bilanzen sind fehlerhaft. Und gestern hat sich ein Kunde über Sie beschwert. Sie haben zu ihm gesagt, er solle nicht so viel rumlabern, Sie hätten Besseres zu tun. Stimmt das?«

»Was?! Das kann gar nicht sein!« Stephanies Stimme zitterte. »Und meine Bilanzen stimmen.«

»Nachlässigkeit kann ich hier nicht dulden!« Damit drehte er sich um. »Übrigens haben Sie Lippenstift an den Zähnen.«

Er knallte seine Tür hinter sich zu.

Mit hochrotem Kopf rannte Stephanie zur Toilette.

Ich hinterher.

Sie beugte sich zum Spiegel, fletschte die Zähne und wischte die Farbe ab. Sie presste die Lippen aufeinander und sah sich an. Lange. Sie hörte überhaupt nicht damit auf. Ihre Schultern zuckten. Sie setzte sich auf die Toilette und verbarg den Kopf in den Armen.

Ich kroch näher an sie heran.

Ihre Tränen tropften auf mein Fell.

Nun war ihr Chef endgültig bei mir unten durch. Was für ein grober Klotz! Ständig lädt er meiner Herrin Arbeit für drei auf und schert sich einen Dreck um sie. Dabei hätte sie gerade heute dringend ein gutes Wort gebraucht. Meine arme Stephanie!

Nach einer Weile spritzte sie sich kaltes Wasser ins Gesicht. Sie rieb sich am Handtuch trocken, und ihr Blick blieb an ihrem Spiegelbild hängen.

»Die Falte unter den Augen war aber gestern noch nicht da«, sagte sie.

Dabei lag das nur am Neonlicht. Da sah jeder aus wie eine tote Katze überm Zaun. Bei diesem Licht mache selbst ich keine gute Figur.

Verbissen bohrte Stephanie sich in ihre Arbeit.

Ich kuschelte mich unter dem Schreibtisch ein und blieb wachsam.

Mittags kam eine Kundin herein, um Herrn Paul zum Essen abzuholen. Die Eingebildete aus dem Golfclub. Beige Hose und Perlenkette. Die hatte uns gerade noch gefehlt.

Der Chef scharwenzelte um sie herum wie ein Gockel.

»Die wird auch mal alt«, murmelte Stephanie.

Ich hörte es genau.

Als die beiden bei uns vorbeikamen, rümpfte die Eingebildete ihr Näschen.

Herr Paul schnupperte. »Nach was riecht das hier überhaupt?« Er guckte unter Stephanies Schreibtisch. »Ach, nach Hund!«

Die Eingebildete lachte albern.

»Also eines sage ich Ihnen, Frau Krause«, warf Herr Paul hin, »über Ihren Köter sprechen wir noch. Mahlzeit.«

Weg waren sie.

Jetzt hätte ich am liebsten auch geheult.

Stephanie sprang auf.

»Ich werd alt, ich bin grantig, ich mach Fehler, mein Hund stinkt, und ich seh scheiße aus!«, schrie sie, packte den Locher und warf ihn gegen Herrn Pauls Tür.

Die Schramme war tief.

»Komm, Asta«, sagte sie. »Wir gehen.«

Sie schnappte ihre Jacke, lief nach draußen, stapfte zum Auto, riss die Tür auf und startete den Motor. Sie überfuhr drei rote Ampeln, und einmal musste sie eine Vollbremsung machen, sonst wären wir mit einem Lkw zusammengestoßen.

Mir war schlecht.

Zu Hause rannte sie ins Schlafzimmer und warf sich aufs Bett.

»Recht hat er. Ich werd alt. Ich bin dick, hässlich und voller Falten. Ich kann nichts. Ich geh da nie wieder hin.«

Verdattert saß ich neben meiner verzweifelten Stephanie. Hässlich? Dick? Klar wird sie älter. Klar verändert sie sich. Aber sie ist wunderschön: hochgewachsen, breit, großer Busen, freundliches Gesicht. Mir scheint, als könne sie das selbst nicht sehen. Menschliche Weibchen benötigen offenbar ständig Bestätigung von außen. Sie wollen hören, wie schön sie sind.

Bei mir ist das anders. Ich weiß, dass ich gut aussehe. Nun, die Nase könnte etwas weniger platt sein, das wäre von Vorteil für Atmung und Ausdauer. Aber es ist nun mal, wie es ist. Hadern bringt da gar nichts, das wirkt sich nur ungünstig aufs Wohlbefinden aus. Und am Ende liegt man auf dem Bett, heult und zweifelt an sich selbst.

Stephanie sollte stolz auf sich sein. Was sie schon alles in ihrem Leben geschafft hat! Sie ist eine gestandene Frau. Sie lässt sich nicht die Butter vom Brot nehmen. Warum wehrt sie sich gegen Veränderungen? Die sind völlig normal. Das Älterwerden lässt sich mit Mittelchen aus der Apotheke eh nicht aufhalten. Und es nützt nichts, sich mit Parfum einzusprühen. Eine Beleidigung für jede Hundenase, sage ich Ihnen.

Meinesgleichen benutzt natürlich auch Parfum. Eines, das wesentlich besser riecht. Ich bevorzuge abgelagerte tote Fische, die man oft am Uferbereich eines Sees findet. Darin gesuhlt, hält der Duft tagelang. Ein archaischer Duft, der die Lebensgeister weckt. Jede, die etwas auf sich hält, wird mir das bestätigen. Außerdem verschafft frau sich mit dieser Note Respekt vor den Rüden. Stephanie sollte vom Fisch erfahren.

Warum, frage ich mich, will meine Herrin etwas festhalten, was vorbei ist? Warum bricht sie bei der Erwähnung ihres Alters, bei einem neu entdeckten grauen Haar oder einer neuen Falte in Panik aus? Kein Baum tut das, keine Pflanze, kein Tier. Gelebtes Leben ist gelebtes Leben. Vorbei ist vorbei. Es ist normal, dass alles, was lebt, sich verändert. Das ist doch gerade das Interessante am Lebendig-Sein.

Meine Großmutter Ottilie ist 114 Jahre alt geworden, in Menschenjahren gerechnet. Und ich kann Ihnen versichern, weder sah sie mit 50 Jahren wie ein Welpe aus, noch sah sie mit 114 aus wie mit 50. Erhobenen Hauptes hat sie es aufgenommen, dass sie immer wieder ihre Gestalt wechselte!

Und als ihre Schnauze grau wurde, sagte sie:

»Das Leben liebt Beharrung nicht,
das sieht zuerst man im Gesicht.«

Also, wenn ich Stephanie wäre, ich würde aufhören, gegen das Offensichtliche anzukämpfen. Ich würde in den Spiegel gucken, neugierig, welche Veränderungen mich an diesem Tag erwarten. Und ich würde mich freuen, wenn ich meiner Großmutter ähnlicher werden würde. Schließlich war sie eine bemerkenswerte Frau.

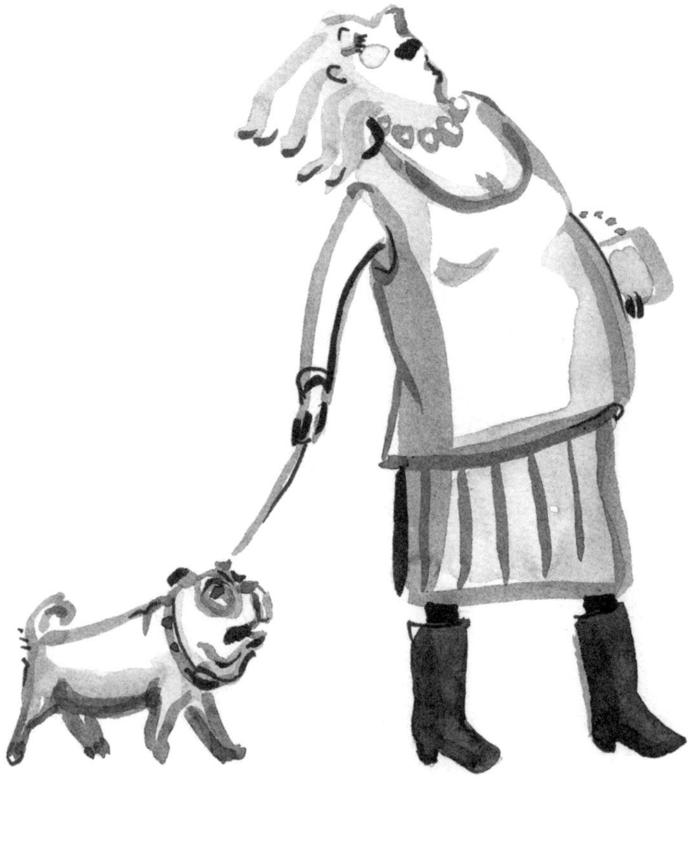

Übung: Schön sein

Stellen Sie sich vor den Spiegel.
Schminken Sie sich ab.
Lächeln Sie sich an.
Was ist das Schönste an Ihrem Gesicht?
Die Form Ihrer Augenbrauen? Ihre Nasenflügel? Der Schwung Ihrer Lippen? Ihre Wangenknochen? Ihre Augenfarbe? Ihre Lachfältchen?
Wiederholen Sie die Übung am nächsten Tag noch einmal.
Und am nächsten auch. Und so weiter.

Astas Rat

Sollten Sie Ihren Körpergeruch überdecken wollen, tragen Sie eine tote Forelle unter den Achseln.

5
UNGESCHRIEBENE REGELN

»Heute machen wir klar Schiff«, verkündete Stephanie am Samstagvormittag und verschwand im Schlafzimmer. Draußen stürmte es. Die letzten Blätter fielen von den Bäumen.

Klar Schiff? Musste ich einen neuen Putzanfall befürchten? Ich machte es mir auf dem Schafwollteppich vor dem Bett bequem. Nichts geht über einen weichen Teppich.

Meiner Herrin schien die feuchte Novemberkälte Energie zu verleihen. Schon beim Spaziergang am Morgen war sie Nase voran durch den Park gerannt und hatte »Wir lieben die Stürme, die eisigen Wogen, der eiskalten Winde raues Gesicht« geschmettert. Ich war ein Stück hinter ihr geblieben, denn bei aller Liebe, ihr Gesang war schrecklich. Zum Glück waren uns weder Hund noch Mensch begegnet.

Nach dem Spaziergang war ich froh, im Warmen zu sein, kuschelte mich in den Teppich und gähnte.

Ich sah, wie Stephanie die Schranktüren aufriss. Sie holte sämtliche Klamotten aus dem Schrank und warf sie schwungvoll aufs Bett. Sie stemmte die Hände in die Hüften. Ihr Blick war angriffslustig, der Schrank leer.

»Zuerst machen wir zwei Haufen!«, rief sie.

Schnappte sie jetzt völlig über? Zwei Haufen? Ins Schlafzimmer? Das hatte es noch nie gegeben.

Ach, jetzt sah ich, was sie meinte. Sie sortierte ihre Klamotten.

Und das kam mir bekannt vor. Ich musste mich beim Denken häufig sortieren. Gerade jetzt, wo ich Stephanies Veränderungen erforschte. Mein Ratgeberbuch müsste ich auch nach Themen sortieren: Die Unsichtbarkeit, das Ziepen und Zwicken, das Schwitzen und Frieren …

»Asta?«

Ich öffnete die Augen.

»Astasia!«

Ich erhob mich.

Stephanie stand vor dem Spiegel und hielt sich ein Kleid an. »Was meinst du? Ist Himmelblau zu jugendlich für mich?«

Ich mochte das Kleid. Es hatte einen V-Ausschnitt und der Rock schwang so schön um die Knie. Es hatte dieselbe Farbe wie mein Halsband.

Stephanie runzelte die Stirn.

Nun war ich aus meinem Gedankenflow heraus. Schade eigentlich. Doch wenn meine Herrin Aufmerksamkeit braucht, geht das natürlich vor.

Sie zog sich das Kleid über den Kopf. Es spannte um die Hüften.

Ich schwieg und legte meinen Kopf auf die Pfoten.

Sie zog den Bauch ein. Trotzdem klemmte der Reißverschluss.

»Asta, wir haben zugenommen«, jammerte sie.

Klar, das war der Jojo-Effekt. Ihre Abnehmerei vom Oktober war längst für die Katz.

Manchmal ist Stephanies ›wir‹ durchaus wörtlich gemeint. Zum Beispiel, wenn sie abends sagt, wir bringen noch schnell den Müll runter. Aber wenn es um Chips oder Kuchen geht, muss ich sie öfter daran erinnern, dass wir zwei sind. Diesmal war ihr ›wir‹ jedoch definitiv fehl am Platze. Ich bin rank und mopsschlank. Ich renne ständig durch den Park. Außerdem teilt mir meine Herrin die Essensrationen zu. Und von einem Chip am Sonntagabend wird kein Hund fett.

Sie seufzte und warf das Kleid auf den Stapel für die Tonne. »Das war sowieso altbacken.«

So ein Quatsch. Ich wusste, wie sehr sie an diesem Kleid hing. Im letzten Sommer hatte sie es ständig getragen.

Sie zog Hosen, Röcke, Blusen und Pullover aus dem Stapel und probierte ein Stück nach dem anderen an. An jedem hatte sie etwas auszusetzen. Zu bunt. Zu schrill. Zu gemustert. Zu einfarbig. Zu schlabberig. Zu kurz. Zu lang. Zu eng.

Ihr Gesicht verfinsterte sich zusehends.

»Wir haben nichts mehr anzuziehen«, seufzte sie und stopfte alle Klamotten in die Plastikbeutel. Zum Schluss das himmelblaue Kleid.

So viel Platz im Schrank war nie.

Wie kann man denn so viele Anziehsachen wegschmeißen, die nicht ein Loch haben? Außerdem hat sie viel Geld dafür ausgegeben. Ich hätte sie gern darauf hingewiesen, doch Stephanie saß auf dem Bett und heulte. Ich stupste ihre Hand zärtlich mit der Schnauze. Etwas in ihr war zerbrochen.

Also saßen wir beide nur da, und ich erlaubte ihr das Weinen. Das hilft meistens.

Nach einer Weile beruhigte sie sich und ging zum Spiegel. Mit hängenden Schultern stand sie in Unterhemd und Slip davor. Sie zwickte sich in die Oberschenkel und sagte etwas von Orangenhaut. Sie streckte die Arme aus und schüttelte den Kopf. Sie hob die Brüste an, ließ sie fallen und murmelte etwas von Drei-Meter-Brett. Sie machte Wellen mit dem Bauch. Sie zupfte an ihren Haaren herum und zog die Stirn in Falten.

»Wir werden grau, Asta«, sagte sie schließlich in einem Ton, der mir das Herz brach.

Es stimmte. In der Tat hatte ich neuerdings ein paar graue Haare in meinem Fell. Besonders um die Schnauze herum. Mit acht Jahren ist das halt so bei uns Hunden. Ich finde, es sieht sehr elegant aus. Es macht mich sogar stolz, um ehrlich zu sein. Man bekommt mehr Respekt von anderen Hunden, sogar von den richtig großen.

Stephanie zog ihre alte Jeans und den Lieblingsschlabberpullover an. Und dann sprach sie es aus. »Wir färben uns die Haare«, sagte sie und gab mir einen Klaps.

Ich schnappte nach Luft. Ach du Schreck! Meinte sie, was sie sagte? Meinte sie wirklich ›wir‹? Hatte sie ernstlich vor, mich gleich mit zu verunstalten?

Dass menschliche Weibchen so etwas tun, hatte ich schon in den Ratgeberbüchern gelesen. Haare färben war häufig eine Erste-Hilfe-Maßnahme gegen das magische Alter. Aber wenn sie meine Farbe ändern wollte, würde ich mich zu wehren wissen!

Ich stelle mich ungern gegen meine Herrin, doch was zu viel ist, ist zu viel.

Zuerst brachten wir die Tüten mit den Klamotten zum Altkleidercontainer. Danach hielten wir an der Drogerie, und Stephanie kaufte Färbemittel.

Sofort nach unserer Rückkehr verschwand sie im Bad. Vorsichtshalber verkroch ich mich unter dem Sofa. In die hintere Ecke. Selbst dort stieg mir der beißende Geruch in die Nase. Er zog unter der Ritze der Badezimmertür durch. Ich schüttelte mich. Warum tun die Menschenfrauen ihrer Kopfhaut so etwas an! Ich dachte an die vielen älteren Frauen, die mir auf Schritt und Tritt begegneten, und da fiel es mir wie Schuppen von den Augen. Alle färbten sich ihre Haare blond, rot, braun, schwarz. Hauptsache, man sah kein Grau. Ergo: Frauenhaare ab 50 waren unecht! Das wurde mir erst an diesem Tag klar.

Es gab nur zwei Ausnahmen. Unsere Nachbarin Herta mit den hübsch eingedrehten grauen Pudellocken und Ines mit ihrer langen weißen Mähne.

Unglaublich! Heute hatte ich eine Menge dazugelernt und wichtige Erkenntnisse für meinen Ratgeber gewonnen.

Sichtbare Regeln sind einfach. Sie stehen auf Schildern. Hunde müssen im Park mit Leine laufen. Ist die Ampel rot, muss man stehen bleiben, auch wenn weit und breit kein Auto in Sicht ist. Hundehaufen müssen von Menschen eingesammelt und in Plastiktütchen verpackt werden. Warum auch immer.

Aber für das magische Alter gibt es offenbar jede Menge ungeschriebene Regeln. Das war spannend. Diese Regeln musste ich mir unbedingt merken.

Liste der ungeschriebenen Regeln:

Graue Haare überfärben
Barthaare auszupfen
Speckpölsterchen kaschieren
Bunte Kleidung meiden
Dezentes Make-up verwenden
Langweilige Kleidung tragen
Hungern
Selbstzweifel nähren
…

Die Liste dieser ungeschriebenen Regeln schien endlos zu sein. Je länger ich darüber nachdachte, umso mehr fielen mir ein. Mir schwirrte der Kopf.

Da stand Stephanie in der Tür.

»Tataaa!«, rief sie. »Wie sehe ich aus?«

Mir blieb das Maul offen stehen. Ihre schönen grauen Haare! Mir hatten sie gefallen.

Stephanie schüttelte ihre feuerroten Strähnen und sah mich erwartungsvoll an.

Ich war mir unsicher, ob ihr Rot stand. Die neuen Haare hätten jedenfalls auf keinen Fall zum himmelblauen Kleid gepasst. Soviel war sicher.

Sie jedoch schien äußerst zufrieden. Sie nahm mich sogar auf den Arm und streichelte mich.

Dann sah sie zur Uhr. »Jetzt kaufe ich einen neuen Mantel. Einen Wintermantel. Der zu meinem Haar passt.«

Auch das noch. Ich hatte überhaupt keine Lust, schon wieder nach draußen zu gehen. Allein, was blieb mir übrig.

Wir fuhren zum Kaufhaus. Zuerst ging's in die Damenabteilung. Zielsicher steuerte meine Herrin auf die Mäntel zu, probierte drei und entschied sich für einen mit Karos, eine Art Schottenmuster in Weiß, Rot, Braun und Schwarz. Ein beeindruckendes Design. Tatsächlich passte er großartig zu ihren Haaren.

»So Astalein«, sagte sie, »und nun einen für dich. Wir müssen uns beeilen, die schließen gleich.«

Wow! Sie hatte mir noch nie etwas zum Anziehen gekauft. Obwohl ich zugegebenermaßen schon immer eine heimliche Neigung dazu verspürt hatte. Denn Großmutter Ottilie hatte einmal im Grunewald angezogene Hunde gesehen und mir erzählt, seit diesem Tag wisse sie, ein adliger Hund sei erst mit einem Paletot wirklich adlig. Sie hatte mir diese Bekleidung genau beschrieben. Seit diesem Erlebnis hatte sie sich einen Mantel gewünscht. Zwar wurde ihr dieser Wunsch nie erfüllt, doch Ottilie ist das beste Beispiel dafür, dass es ein erfülltes Leben trotz unerfüllter Wünsche gibt.

Auf der Rolltreppe nahm mich meine Herrin hoch und drückte mich an sich. Trotz ihres neuen Mantels. Das imponierte mir.

Unten war der Tierladen. Manchmal kauften wir dort mein Futter.

»Haben Sie Hundemäntel?«, fragte Stephanie.

Ich biss mir vor Aufregung auf die Lefzen.

Der Verkäufer nickte, beugte sich über den Tisch und sah zu mir runter. Die Art, wie er mich taxierte, hatte etwas Voyeuristisches. Ich trug es mit Würde.

»In der Größe nur zwei Modelle«, sagte er, langte ins Regal und legte etwas auf den Tisch. So sehr ich den Hals reckte, ich konnte nichts erkennen.

»Asta!«, rief Stephanie. »Das ist ja verrückt! Schau mal!«

Sie hielt einen Hundemantel in einem weiß-rot-braun-schwarzen Schottenmuster hoch.

Ein Paletot! Er war zauberhaft. Ein eleganter Mantel mit angesetztem schwarzem Samtkragen und sogar rechts und links je einer kleinen aufgesteppten Tasche mit Silberknopf. Genauso hatte Ottilie die Bekleidung der herrschaftlichen Hunde im Grunewald beschrieben! Und jetzt sollte ich etwas so Feines bekommen. Sogar noch passend zum Mantel meiner Herrin. Wenn meine Großmutter das sehen könnte!

Gleich probierten wir ihn, und er saß wie angegossen. Ich stand ganz still, und in mir breitete sich die reine Freude aus. Es fühlte sich großartig an.

Genau wie Großmutter Ottilie gesagt hatte:

»Pfeif auf die Regeln, mach dich froh,
genieße das Leben im Paletot!«

Erhobenen Hauptes gingen wir nach Hause und zogen viele Blicke auf uns. Ich genoss es. Auch was Stephanie betraf, hatte ich das deutliche Gefühl, ihr beim Wachsen zuzusehen.

Eine der ungeschriebenen Regeln, die mit der langweiligen Kleidung, hatte sie heute mutig gebrochen.

Ich hätte sie küssen können.

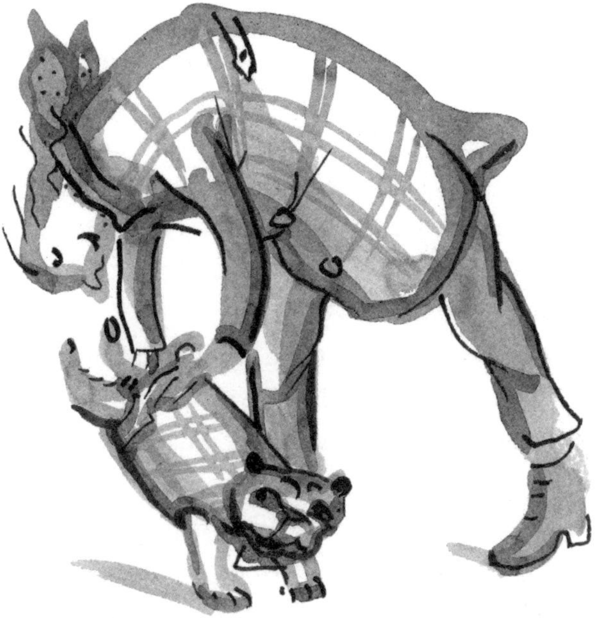

Übung: Regeln brechen

Essen Sie den Nachtisch vor der Suppe.
Ziehen sie Ihr schrillstes Partykleid ins Büro an.
Gehen Sie auf den Spielplatz und schaukeln Sie nach Herzenslust.
Gehen Sie an jedem ersten Montag im Monat bei Rot über die Ampel.

Astas Rat

Gebrochene Regeln sind die schönsten.

6
KEIN SEX IST AUCH KEINE LÖSUNG

Heute will ich mich an ein heikles Thema wagen. Ein Thema, das offensichtlich für Stadtmenschen wie für Stadthunde schwierig ist.

Bei mir entsteht diese Schwierigkeit gewissermaßen dadurch, dass es ein menschliches Gesetz gibt, das meine Herrin verpflichtet, mich außerhalb der Wohnung an der Leine zu halten. Geradezu als wäre ich gefährlich. Wie ein Krokodil vielleicht. Oder ein Nashorn. In Wirklichkeit gibt es garantiert einen anderen Grund: Wir Hunde poppen gern. Immer und überall. Sex ist gesund und macht Spaß, warum also sollte man es bleiben lassen?

Die Menschen sind prüde, die meisten jedenfalls. Wahrscheinlich haben die Prüdesten unter ihnen den Leinenzwang für Hunde erfunden. Hündischer Sex lässt sich schwer verheimlichen. Also verhindern die Menschen ihn. Doch eines sage ich Ihnen: Kein Sex ist auch keine Lösung!

Ich schweife ab. Ich wollte ja nicht von meinem verhinderten Sexualleben erzählen, sondern von Stephanies. Dabei unterliegt meine Herrin gar keinem Leinenzwang. Und gerade jetzt, wo sie aufgrund ihres Alters aller Sorgen bezüglich ungewollter Schwangerschaft ledig ist, könnte sie sich endlich dem Taumel der Lust hingeben.

Aber tut sie es? Mitnichten!

Seltsamerweise schweigen sich die Ratgeberbücher zum Thema Sex weitgehend aus. Dauernd geht es ums Kuscheln. Nur in einem fand ich ein kurzes Kapitel von 3 (drei!) Seiten über Sex. Darin war von Beschwerden die Rede, von abnehmender Libido und von Scheidentrockenheit. Heiliger Bimbam! Schon beim Lesen verlor ich die Lust. Dabei gibt es Gleitcremes und wunderbare Geräte in leuchtenden Farben mit lustbringenden Effekten!

Stephanie fragt sich zwar ständig, ob sie in diesem Leben je wieder Sex haben wird, aber für die Umsetzung unternimmt sie wenig. Gut, sie redet neuerdings immerhin am Telefon mit Ines darüber, dass das Beste an ihrem Ex der Sex war. Ich kann das nicht beurteilen. Sie liest gerade ein Buch, in dem sich eine 85-Jährige recht offenherzig über ihre neu entdeckte Sexualität auslässt. Ich muss zugeben, dass ich ziemlich neugierig auf

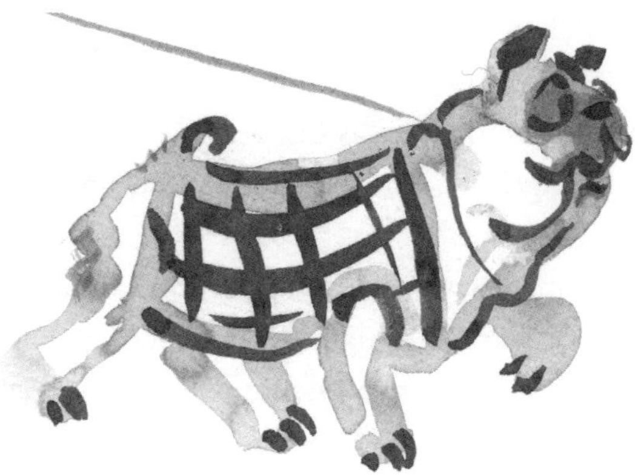

dieses Alters-Sexbuch war. Als Hund lernt man gerne dazu. Leider war das Buch eine Enttäuschung. Das einzig Interessante daran war der schwergewichtige Knastbruder, den die Frau über Weihnachten zu sich einlud. Diese Leidenschaft gefiel mir. Der Typ erinnerte mich ein wenig an Eckart, die Bulldogge, der neben dem Bäcker wohnt und so lüsterne Augen hat. Tja, wenn die Leine nicht wäre …

Doch ich will von Stephanie erzählen.

Meine arme Herrin beschäftigt sich mit der schönsten Sache der Welt also rein theoretisch. Warum schnappt sie sich keinen Kerl und macht sich ein paar schöne Stunden? Schließlich wäre das auch Sport, genaugenommen, und bestimmt angenehmer, als von Dr. Lindemann eingerenkt zu werden.

Ich habe mir wirklich den Kopf darüber zerbrochen. Ich kann es mir nur so erklären, dass es eine Art unsichtbare Leine geben muss, die ihre Lust bremst. Dabei könnte es meine Herrin im Gegensatz zu mir im Verborgenen tun, sie hat schließlich eine Wohnung, deren Tür sie schließen kann.

Merkwürdig. Einerseits sehnt sie sich nach Zärtlichkeit, Küssen und allem, was bei den Menschen noch so zum Sex dazugehört, andererseits tut sie nichts dafür, dass es dazu kommt.

Ich habe mir dieses Elend nun schon länger mit angesehen, ohne daraus schlau zu werden. Unweigerlich fiel mir meine Großmutter Ottilie von Astasien ein. Sie war eine ehrbare Frau. Und was die Lust betrifft, kannte sie keine falsche Scham. Sie hat achtmal geworfen, war

Mutter von zweiundfünfzig wunderbaren Welpen, und was die Zahl ihrer Enkel betrifft, übersteigt sie locker die Marke von Zweihundert.

Ich will keinesfalls behaupten, dass man Sex nur wegen der Kinder haben sollte, beileibe nicht. Die Menschen haben es außerdem viel besser als wir Hunde. Sie können ihrer Lust nachgeben, ohne Kinder zu kriegen! Das hätte Ottilie gefallen. Sie hat die Bürde der Welpenaufzucht mit Würde getragen, doch ich bin überzeugt, dass sie vor allem viel Spaß beim Poppen hatte. Ihre Kinder sahen alle völlig verschieden aus, sie ist da bis ins hohe Alter ihrem Herzen gefolgt. Ich bin sogar fest davon überzeugt, dass sie genau deshalb so alt wurde und bis zum Schluss so wunderbar strahlende Augen hatte.

»Dreimal täglich poppt der Hund,
darum ist er so gesund!«,
sagte meine Großmutter.

Und genau das würde ich Stephanie gern von Herzen zurufen. Sie leidet derartig unter Sexmangel, dass es zum Heulen ist. Letzte Woche hat sie sich einen Rosamunde-Pilcher-Film angesehen, obwohl da höchstens geknutscht wird. Manchmal liest sie sogar Kontaktanzeigen in der Zeitung. Und neulich hat sie sich sogar eine Dating-Plattform angesehen. Was mich betrifft, ich hätte sofort das Premium-Angebot genommen. Nur so kommt man an die Fotos. Sie verbrachte ziemlich viel Zeit damit, die Profile der Männer zu lesen, ohne sich zu entscheiden. Um ehrlich zu sein, ich finde die Typen, die sich da im Netz tummelten, auch unter aller Zaunhöhe.

»Weißt du, Asta, so verzweifelt sind wir nicht, was?«, hatte Stephanie schließlich zu mir gesagt, und ich hatte ihr dafür die Hand geleckt.

Überhaupt, was da im Internet los ist! Manche Frauen im magischen Alter verbiegen sich derartig und lügen, was das Zeug hält. Machen sich jünger und retuschieren ihre Falten weg. Nun ja, Stephanie kann kein Photoshop. Doch selbst wenn sie es könnte, so etwas würde sie nie tun. Dazu ist sie zu ehrlich. Das mag ich an ihr. Sie erfindet keine Hobbies wie Tangotanzen in Buenos Aires oder Höhlentauchen, um sich interessant zu machen. Man darf keinesfalls alles glauben, was in den Online-Profilen steht. Besonders bei denen von Männern ist Misstrauen angebracht. Im wahren Leben haben sie nämlich Platzangst und würden niemals freiwillig eine Tanzfläche betreten. Sie haben Doppelkinn und kahle Stellen am Kopf. Sie haben Bauch und kuschen vor dem Chef. Aber im Internet werden sie alle zu Superhelden.

Vorgestern Abend erreichte Stephanies Sehnsucht eine neue Stufe. Ich sah, wie sie am Laptop die Seite eines Escort-Services aufrief, die dort angezeigten Männer ausgiebig betrachtete, danach auf ihren Busen schaute, stöhnte und für ziemlich lange im Bad verschwand.

Der Laptop stand auf dem Schreibtisch.

Ich finde, eine Hündin soll sich einmischen, wenn ihre Herrin leidet. Man kann mit ihr auf dem Sofa sitzen, wenn sie traurig ist, aber hier ging es um mehr. Manchmal muss hund über sich hinauswachsen.

Der Laptop war aufgeklappt. Mit der Escort-Seite.

Der Mann, den sich meine Herrin so ausführlich angesehen hatte, lächelte mich an. Er hieß John. Die Ausmaße seiner Oberarme ließen regelmäßiges Muskeltraining vermuten. Die beiden oberen Hemdknöpfe standen offen. Glatte Haut. Hm. Mir wären Brusthaare lieber gewesen. Trotzdem, für einen Menschen sah er umwerfend aus. Der würde Stephanie gefallen.

Neben seinem Foto blinkte ein Button auf. Ich hätte zu gern gewusst, wie dieser John riecht. Die wirklich guten Kerle erkennt man am Geruch. So etwas geben Computer ja nicht her. Dennoch schob ich meinen Kopf näher an den Bildschirm. Dabei muss ich wohl mit der Pfote auf die Maus gekommen sein. Auf dem Bildschirm erschienen die Worte: Vielen Dank für Ihre Bestellung.

Ich zuckte zusammen. Mir war heiß und kalt gleichzeitig.

Was war passiert? Vielen Dank für Ihre Bestellung?

War das jetzt gut? Oder schlecht?

Und als der Schriftzug erst blasser wurde und dann ganz verschwand, ahnte ich, was ich da getan hatte. Ich hatte John gebucht. Wenn das keine glückliche Fügung war! Ich hatte die unsichtbare Leine gekappt!

Später lagen wir gemütlich auf dem Sofa, meine Herrin und ich, schön aneinandergekuschelt. Stephanie hatte den himmelblauen Pullover an, den sie von Ines zum letzten Weihnachten bekommen hatte, und auf ihrem Schoß lag eine Tüte Marzipankartoffeln. Der Gong zur Tagesschau ertönte.

Im selben Augenblick klingelte es.

Ich sprang auf.

Stephanie guckte verwundert.

Ich rannte zur Tür.

Schon im Flur roch ich Rasierwasser und Rosen.

Ob das schon John war? So schnell? Meine Schnauze, der hatte es aber eilig!

Der Kerl hatte Rosen gekauft. Wie romantisch! Bestimmt würde sich Stephanie irrsinnig darüber freuen. Die beiden würden übereinander herfallen, und ich würde mich – ich schwöre! – diskret in die Küche zurückziehen.

Ich wartete an der Tür.

Meine Herrin saß auf dem Sofa.

»Jetzt kommen diese Werbefuzzis schon am Abend!«, brummelte sie.

Da klingelte es erneut.

Sie stellte den Fernseher leiser.

Ich war so aufgeregt, dass ich wie aufgezogen vom Flur ins Wohnzimmer und zurück lief.

Endlich kam Stephanie. Barfuß schlich sie zur Tür und guckte durch den Spion. Ihr fiel die Kinnlade runter. Sie hielt die Luft an. Guckte mich an. Guckte noch einmal durch den Spion. Atmete tief durch. Öffnete die Tür.

»Einen wunderschönen guten Abend«, sagte John. Sein Lächeln war umwerfend. Er streckte Stephanie die

Rose entgegen. Es war eine einzelne, langstielige. Eine von den teuren mit samtig roter Blüte.

John sah genauso aus wie auf dem Bildschirm. Nur dass er sein Hemd zugeknöpft hatte und ein Jackett trug. Sein Aftershave roch nach Blätterhaufen im Herbst. Wahnsinn!

»Guten Abend?«, sagte Stephanie. Ihre Stimme klang heiser.

»Einen süßen Hund haben Sie da«, sagte der Mann.

Mein Herz schlug schneller.

Ich hatte voll ins Schwarze getroffen.

John streckte die Hand aus und hielt Stephanie die Rose hin.

Meine Herrin trat einen Schritt zurück.

Ich blieb auf der Schwelle stehen.

»Darf ich hereinkommen?«

Stephanie schluckte.

Sie schwieg.

Sie schwieg viel zu lange.

John war ein Profi. Er lächelte und kam näher.

»Stopp!«, rief Stephanie panisch.

O nein! Ich wand mich innerlich.

Der Mann musterte ihren himmelblauen Pulli, die verwaschene Jogginghose, ihre nackten Füße. Er lachte. »Na, Sie sind mir eine! Sie hatten mich für heute Abend gebucht.«

»Gebucht? Sie? Ich buche keine Männer.« Stephanie wurde rot.

Allmählich wurde mir unbehaglich. Das lief aus dem Ruder.

»Ach, Sie haben es sich anders überlegt«, sagte John. Er blickte auf seine Armbanduhr. »Ihr Problem. Gebucht ist gebucht. Ihnen ist hoffentlich klar, dass Sie mich trotzdem bezahlen müssen, auch wenn Sie auf meine Dienste verzichten!«

»Dienste?«, stotterte Stephanie. »Welche Dienste?!«

Ich verschwinde besser, dachte ich. Es könnte demnächst unangenehm werden.

Lautlos schlich ich ins Wohnzimmer und verkroch mich unterm Sofa.

Die beiden stritten noch etwas hin und her. Es ging um Geld. Um ziemlich viel Geld. Meine Herrin benutzte unschöne Worte. Ich hielt mir die Ohren zu.

Kurz darauf wurde die Tür unsanft geschlossen.

Stephanie kam ins Wohnzimmer. Allein.

»So eine Frechheit!«, schimpfte sie. »Als würde ich einen Kerl … also … kann das wahr sein! Gegen Bezahlung, das ist unglaublich!«

Ich war fassungslos. Da höre ich mir endlos an, wie sie leidet, liefere ihr die Erfüllung ihrer Sehnsüchte ins Haus, und sie macht einen Rückzieher?

Also, eines kann ich Ihnen verraten: Wenn ich Stephanie wäre, so wie dieser John aussah und roch, den hätte ich Zentimeter für Zentimeter vernascht! Mitsamt der roten Rose.

Übung: Die Leine durchschneiden

Gehen Sie in einen Sexshop.
Schauen Sie sich ausgiebig um.
Lassen Sie sich die Funktion der verschiedenen Spielzeuge erklären. Ausführlich. Bis der Verkäufer rot wird.
Genießen Sie es!

Astas Rat

Probieren geht über Genieren.

Zweites Kapitel:
Der kleine Abschied

vor dem großen

7
ZU JUNG, ZU ALT?

Nach der Sache mit dem Escort-Service hielt ich eine Zeit lang die Füße still. Stephanie sah mich öfter komisch von der Seite an. Ich bemühte mich um meinen unschuldigsten Gesichtsausdruck.

Nach und nach kehrten wir zu unserer gewohnten Routine zurück. Marmeladenbrötchen zum Frühstück, Arbeit, Einkauf am Samstag, Parkspaziergang und Tatort am Sonntag.

Ende November wurde das Wetter vollends garstig. Stephanie stellte das Rad in den Keller. Ihre Schweißausbrüche blieben. Die schlechte Laune auch. Das Jahr neigte sich langsam dem Ende zu. Wir wurden häuslich.

Am Morgen des 6. Dezember rannte meine Herrin im Schlafanzug zur Wohnungstür. Obwohl es überhaupt nicht geklingelt hatte.

Sie öffnete und rief: »Asta! Guck mal, was der Nikolaus dir gebracht hat!«

Achtmal habe ich dieses Prozedere jetzt schon erlebt, und ich finde es zugegeben etwas, na sagen wir, kindisch. Aber weil es Stephanie solch eine Freude bereitet, spiele ich mit. Ich tue also, als wäre es immer das erste Mal und als würde ich mich wahnsinnig

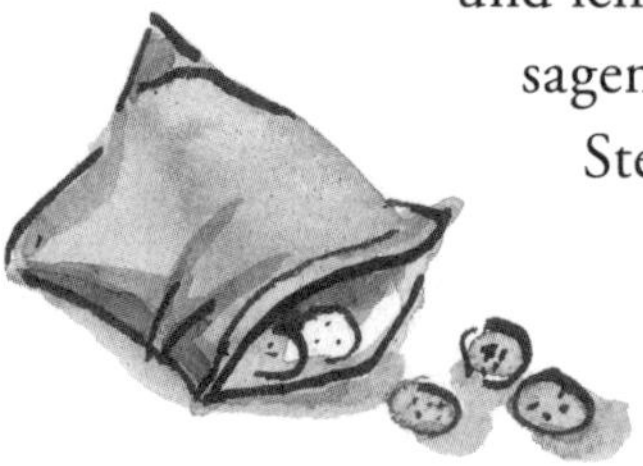

freuen. Ich springe hin und her, mache große Augen, wedle mit dem Schwanz, nehme den Stiefel, den sie mir hinhält, ins Maul, trage ihn ins Zimmer, klaube die Leckerlis heraus und lasse sie mir schmecken.

So auch heute. Ich war heilfroh, dass sie zur Abwechslung gute Laune hatte.

Lächelnd sah sie mir beim Knabbern zu. Doch ihre Augen blieben ernst.

Merkwürdig, dachte ich. Sonst hatte meine Freude sie glücklich gemacht.

»Ach, Astamaus«, seufzte sie und wischte sich eine Träne von der Wange, »zu schade, dass ich zu alt für den Nikolaus bin.«

Heiliger Hundekuchen! Zu alt? Wieso das denn?

Ich nagte an meinem Leckerli, und da fiel es mir wie Schuppen von den Augen. Deshalb veranstaltete sie jedes Jahr diesen Zinnober! In Wirklichkeit wollte *sie* diesen gefüllten Stiefel. Und weil ihr der Nikolaus keinen brachte, bekam ich einen von ihr.

Keine Ahnung, wer dieser Nikolaus ist. Allem Anschein nach ist er männlich. Und offenbar füllt er manchen Menschen am 6. Dezember die Stiefel. Wahrscheinlich hat er zu viele Süßigkeiten gekauft und kann sie unmöglich alle allein aufessen. Vielleicht hat er Übergewicht, und sein Arzt hat ihm Diät verordnet.

Wenn Sie mich fragen, haben Süßigkeiten nichts mit dem Alter zu tun. Warum kann er Stephanie keinen Stiefel füllen, wenn sie es sich so sehr wünscht? Vielleicht sollte ich diesem Herrn Nikolaus mal Bescheid geben. Ich muss rausfinden, wo der wohnt.

Nach dem Frühstück fuhren wir zur Arbeit.

Die Schramme in Herrn Pauls Tür war deutlich zu sehen. Er hatte nichts dazu gesagt. Und Anubis sei Dank war auch meine Anwesenheit im Büro kein Thema mehr. Wahrscheinlich quälte ihn ein schlechtes Gewissen wegen seiner Behauptung, die Bilanzen betreffend. Am Ende hatte sich nämlich herausgestellt, dass Stephanie völlig korrekt gearbeitet hatte. Wie nicht anders zu erwarten.

An diesem Tag wuchs er sogar über sich hinaus und brachte meiner Herrin eine Tasse Kaffee.

Anscheinend war er in Plauderlaune und erzählte von den Weihnachtswünschen seiner Nichte.

»Ein Smartphone. Mit neun Jahren!« Er war empört. »Dafür ist das Mädchen noch viel zu jung!«

Stephanie seufzte und sagte, dass Kinder heute eben lieber ein Smartphone unter dem Weihnachtsbaum als einen Nikolausstiefel vor der Tür wollten.

Herr Paul brummte etwas von seltsamen Zeiten. »So was hätte es zu meiner Zeit nicht gegeben.«

Ich lag unterm Schreibtisch und hörte genau hin.

Zu alt für den Nikolausstiefel. Zu jung für ein Smartphone. Konnte man auch zu jung für den Stiefel und zu alt für ein Smartphone sein? Das musste wieder eines dieser vielen ungeschriebenen menschlichen Gesetze sein. Und das Ende vom Lied war schlechte Laune.

Ich grübelte, wie ich Stephanie aufmuntern könnte. Dabei fiel mir siedend heiß ein, dass jetzt endgültig Dezember war. Im Dezember geht es den Menschen unentwegt darum, andere zu erfreuen. Das kann richtig ausarten.

Ab dem Nikolaustag gerät meine Herrin jedes Jahr in einem Ausnahmezustand. Weihnachten steht vor der Tür. Sogar für ihre Mutter versucht sie stets aufs Neue ein passendes Weihnachtsgeschenk zu finden, obwohl die sich beim Auspacken noch nie gefreut hat, das kann ich bezeugen. Ich glaube, es gibt auf der großen weiten Welt kaum etwas, das dieser Frau ein Lächeln entlockt.

Nach Feierabend wollte Stephanie gleich los, Geschenke suchen. Im Dunkeln und bei Mistwetter. Widerlich so was. In den meisten Läden sind Hunde verboten. Also warte ich draußen.

Leute traten mir auf die Füße, und da Stephanie bekanntermaßen ewig braucht, bis sie sich entscheidet, saß ich endlos lange vor der Tür und fror mir trotz Paletot die Seele aus dem Leib.

Und da, beim Warten, hörte ich plötzlich Gekicher.

»Hast du die Dicke gesehen, die sich in die roten High Heels gezwängt hat? Also dafür ist die nun wirklich zu alt!«

Zwei junge Frauen schoben sich mit Tüten und Taschen an mir vorbei.

Potz Blitz! Menschliche Weibchen sind also immer zu jung oder zu alt? Oder zu dick oder zu dünn oder sonst wie falsch? Wer legt das denn fest? Irgendwann müssen sie doch mal das richtige Alter haben oder die richtige Figur? Irgendwann müssen sie auch mal richtig sein. Wann ist denn der Zeitpunkt zwischen »zu jung« und »zu alt«? Und gibt's den überhaupt? Und hat das etwas zu tun mit dem »zu dick«, »zu dünn« und mit den anderen »zu-s«? Ist das kompliziert!

Menschliche Männchen scheinen von dieser Problematik verschont zu sein. Die haben stets das richtige Alter und sind überhaupt richtig. Nach ihrer Auffassung. So wie Herr Paul. Der verschwendet bestimmt keinen einzigen Gedanken an sein Alter. Das ist ungerecht. Also, wenn ich eine Frau wäre, mich würde das entsetzlich aufregen. Ich würde mir die dauernden Bewertungen schlicht verbitten. Es wird Zeit, dass die Frauen damit aufräumen, finde ich.

Was mich betrifft, habe ich mich jedenfalls weder als Welpe noch als gestandene Hündin im falschen Alter gefühlt. Und ich genieße es noch heute, wenn Stephanie mich, nachdem sie mich gebadet hat, in ein Babyhandtuch wickelt und mit mir herumkuschelt, obwohl ich längst kein Baby mehr bin. Warum auch nicht?

Ich halte mich da gerne an meine Großmutter Ottilie, die mir immer wieder sagte:

»Du bist richtig. Achte dich.
Bleibe stolz und glaub an dich!«

Und was soll ich Ihnen sagen? Am Ende wurde dieser 6. Dezember noch ein richtig schöner Nikolausabend.

Und das kam so:

Ich saß also vor diesem blöden Kaufhaus, wartete, fror und war von unten schon völlig durchgeweicht. Die Leute drängelten und schubsten. Und plötzlich fiel mir etwas vor die Schnauze. Ein roter Nikolausstiefel aus

Plastik, in Klarsichtfolie verpackt, schwer und wohlduftend.

Ich sah mich um. Da war kein Nikolaus. Ich inspizierte den Stiefel. Es waren Dominosteine drin, Butterspekulatius, Marzipankugeln und ein Schokoladenweihnachtsmann. Genau das Richtige für meine Herrin! Na, die würde Augen machen! Rasch schob ich den Stiefel zwischen die Pfoten.

Kurz darauf kam Stephanie. Sie war mit Tüten beladen. Offensichtlich war sie fündig geworden. Vielleicht musste ich in diesem Dezember nicht mehr vor Läden warten. Zu wünschen wäre es mir.

Meine Herrin sah erschöpft aus, doch als sie den Stiefel bemerkte, rief sie hocherfreut: »Astasia!«

Ich machte mein Pokerface.

Sie nahm den Stiefel und steckte ihn lächelnd in ihre Tasche. Zu Hause packte sie die Süßigkeiten auf den Tisch und aß alles auf einmal.

Ihre Augen leuchteten. So musste sie als Kind ausgesehen haben.

Übung: Kind sein

Gehen Sie am 5. Dezember in einen Süßwarenladen und kaufen Sie reichlich ein: Marzipankartoffeln, Dominosteine, Lebkuchen, Schokofiguren, was immer Ihr Kinderherz begehrt. Kalorien spielen keine Rolle.

Nehmen Sie Ihren Stiefel, stellen Sie ihn abends vor die Tür und legen Sie die Süßigkeiten hinein. Gucken Sie gleich nach dem Aufwachen nach. Lassen Sie sich überraschen und naschen Sie noch vor dem Frühstück den ersten Dominostein.

Astas Rat

Nur ein leergefressener Stiefel ist ein guter Stiefel.

8
KEINE KINDER, KEINE ENKEL

Im Dezember gab es viel Arbeit im Büro. Selbst Herr Paul musste ran.

Also hatte ich jede Menge Zeit, mich um mein Buch zu kümmern.

Aber der Dezember ist nicht nur ein Monat der Arbeit. Er ist vor allem der Monat, in dem Stephanie zu Josephine, ihrer Mutter, fährt. Wegen Weihnachten.

Am 24. war es so weit.

Schon an der Tür überfiel Josephine meine Herrin mit den Bemerkungen: »Hast du etwa zugenommen? Und was hast du um Gottes willen mit deinen Haaren gemacht? Und mach bloß den Köter sauber, mein Parkett ist frisch gewachst!«

Köter! Ich konnte Josephine jedes Jahr weniger leiden.

Sie drückte Stephanie ein Tuch in die Hand, das nach Desinfektionsmittel roch, und mir wurden die Pfoten gereinigt. Entwürdigend!

Alle waren da, auch Stephanies arroganter Bruder Raphael. Mitsamt seinen Kindern. Denen musste ich aus dem Weg gehen. Unerträglich hibbelige Gören, ein Junge und ein Mädchen, beide picklig und halbwüchsig und die Augen nur auf ihren Smartphones. Ständig treten sie mir auf die Füße.

Ich suchte mir also ein sicheres Plätzchen und wartete die Bescherung ab.

Als ich gerade dabei war, die Fransen der Sofadecke anzuknabbern, wurde es endlich spannend.

Josephine trug die Gans herein!

Das ist der einzige Grund, warum ich diese Frau überhaupt ertrage. Ich wurde irre vom Duft. Mir tropfte der Zahn.

Während Raphael alle Hände voll damit zu tun hatte, seine Kinder in den Griff zu bekommen (»Ich esse kein totes Tier!«, »Rotkohl? Iiiiiieh!«, »Oma, ich will Pommes!«), ließ mir Stephanie im allgemeinen Durcheinander ein Stück zartes Brustfleisch zukommen.

Ich legte es zwischen meine Pfoten, roch daran, und trunken vom Duft knabberte ich vorsichtig ein Stück ab.

Mitten in diese Wonne seufzte Josephine gespielt unschuldig. »Ach, meine Enkel, wie schön, dass wir heute alle so friedlich beisammen sitzen. Ich habe mir immer schon eine ganz große Familie gewünscht.«

Meine Herrin hielt den Mund. Wie weise.

Trotzdem nahm ihre Mutter sie ins Visier. Sie hob die Augenbrauen. »Von dir habe ich ja keine Enkel mehr zu erwarten. Du bist doch sicher schon in den Wechseljahren?«

Plötzlich war es still.

Sogar die Kinder hörten auf zu streiten.

Meine Herrin verschluckte sich an der Keule, in die sie gerade gebissen hatte. Sie schnappte nach Luft und bekam einen Hustenanfall.

Nicht, dass sie mir erstickte.

Sie war noch außer Atem, da trat ihre Mutter schon nach: »Dein Ex hat rechtzeitig die Kurve gekriegt. Der hat sogar Zwillinge!«

Gerade erwog ich, der Alten kurz in die Wade zu beißen, da sprang meine Herrin auf, warf ihre Serviette auf die Gans und rannte aus dem Zimmer.

Eins war klar: Dieser Besuch würde im Desaster enden.

Also tat ich das einzig Sinnvolle. Ich hüpfte auf Stephanies Stuhl und rettete die Keule. Sie schmeckte fast so gut wie sonst. Aber eben nur fast. Wusste ich doch, dass meine Herrin in einer schrecklichen Verfassung war.

Warum warf Josephine ihrer Tochter das magische Alter vor? Ihre Worte hatten jedenfalls wie ein Vorwurf geklungen, und, bei Anubis, sie waren einer gewesen. Das war mir unbegreiflich. Zum einen hatte Stephanies Mutter dieses Alter selbst längst erreicht.

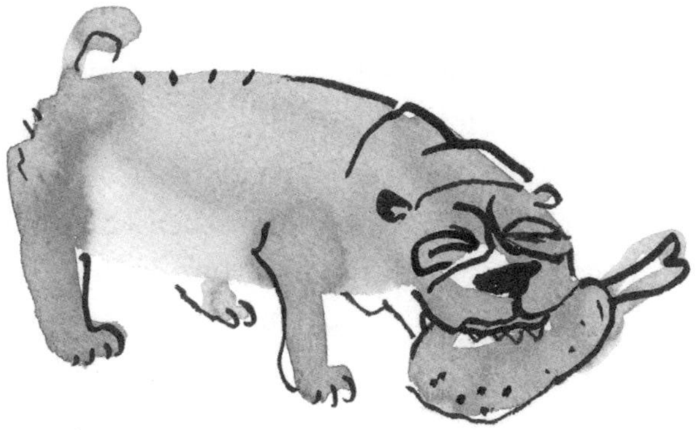

Besser gesagt überschritten. Zum anderen waren die vorhandenen Enkel frech zu ihrer Oma, sie waren vorlaut, ignorant, verwöhnt, wollten nur Geld oder Pommes von ihr, kurz, sie waren unmöglich das, was diese Frau sich in noch größerer Menge wünschen konnte.

Meine Herrin riss die Zimmertür auf, die gepackte Reisetasche in der Hand.

»Asta! Wir fahren!«

Donnerwetter. Das war neu.

Sie schmiss ihre Tasche ins Auto und mich hinterher. Die ganze Fahrt über schwieg sie. Verbissen umklammerte sie das Lenkrad und starrte auf die Straße.

Kaum waren wir zu Hause, warf sie sich aufs Bett und weinte hemmungslos.

Josephines hinterhältige Attacke hatte sie schwer getroffen. Als wäre ihr selbst erst jetzt klar geworden, dass es mit dem Kinderkriegen nun aus und vorbei war.

Ich kuschelte mich tröstend an sie.

»Ach, Asta!«, sagte sie nur.

Wie gern hätte ich sie daran erinnert, dass sie Kinder noch nie hatte leiden können. Weder ihre Nichte noch ihr Neffe waren da eine Ausnahme. Ich hätte ihr gern gesagt, dass sich die Weltbevölkerung in den letzten fünfzig Jahren verdoppelt hatte, die Wachstumsrate ist nachgewiesenermaßen superexponentiell, bereits jetzt gibt es knapp acht Milliarden Menschen auf der Erde, und bis zum Ende des Jahrhunderts werden mindestens elf Milliarden erwartet. Es besteht also gar kein Grund zur Sorge, was den Erhalt des Menschengeschlechtes per Geburt betrifft.

Die arme Stephanie. Sie litt darunter, dass sie etwas, was sie nie gewollt hatte, nun nicht mehr wollen konnte. Dabei hatte sie sich richtig entschieden, als es soweit gewesen war, finde ich. Stefanie ist eine taffe Frau, ich schätze sie über alles. Sie kann schön mit mir kuscheln, sie arbeitet zuverlässig, sie macht die leckersten Frühstücksmarmeladenbrötchen der Welt, hat das Herz auf dem rechten Fleck und den besten Hund aller Zeiten. Aber als Mutter halte ich sie für ungeeignet. Dazu ist sie zu egoistisch.

Abgesehen davon, dass auch mein Leben mit Kindern viel unruhiger würde.

Das kann sie unmöglich wollen.

Ich jedenfalls wäre froh, wenn ich diesen menschlichen Mechanismus hätte! Uns Hündinnen werden die Segnungen der Wechseljahre vorenthalten. Selbst als Greisinnen können wir noch schwanger werden.

Und wer will das schon?

Ach, heute Morgen hat Stephanie wieder geweint, dabei sind wir nun schon seit drei Tagen zu Hause. Sicher helfen ihr die Tränen. Ich werde meinen Kopf in ihren Schoß legen. Ich werde sie trösten. Weinen hilft beim Loslassen. Und loslassen muss man dauernd im Leben.

Immer ist etwas vorbei. Mal die Gänsebrust. Mal das Kinderkriegen. Mal die Illusion, von der eigenen Mutter geliebt zu werden. Und, auch das weiß ich aus Erfahrung, es ist nicht das Schlechteste, wenn etwas vorbei ist.

Denn wie meine Großmutter Ottilie bei solchen Gelegenheiten zu sagen pflegte:

»Ist das eine Ding vorbei,
wird man für was andres frei!«

Was Stephanie betrifft, würde ich in diesem Fall sagen: Für hemmungslosen Sex.

Übung: Abschied nehmen

Schreiben Sie auf, was in Ihrem Leben vorbei ist.
Lassen Sie sich Zeit.
Wenn Sie damit fertig sind, suchen Sie sich eine der aufgeschriebenen Sachen heraus.
Weinen Sie hemmungslos.
Wenn Sie das Gefühl haben, Sie haben genug darüber geweint, planen Sie ein schönes Abschiedsritual. Lassen Sie Ihrer Fantasie freien Lauf.
Feiern Sie. Allein oder mit Freundinnen.
Sie werden sehen:
Danach wird sich zeigen, wofür Platz geworden ist.

Astas Rat

Man muss nicht alles machen im Leben, was man machen könnte, nur damit man es gemacht hat.

9
VERRÜCKT INS NEUE JAHR

Ich habe ein starkes Nervenkostüm. Aber was die Menschen mit ihren Böllern veranstalten, macht mich fertig. Schon Tage vor der Silvesternacht knallt und kracht und zischt es. Überall! Böller auf dem Gehweg, Böller unter Autos, Böller in Hauseingängen, Böller unter S-Bahnbrücken, Böller in der Bahn, Böller hinter Bäumen, Sträuchern und Häuserwänden. Ständig läuft hund Gefahr, getroffen zu werden.

Ich hasse Silvester. Auf der Straße muss man um sein Leben fürchten. Mit dem ersten Böller krieche ich unter die Couch und stelle mich tot. Ich höre auf zu essen und weigere mich, pinkeln zu gehen, bis das Gedonnere vorbei ist.

Seit Weihnachten stand meine Herrin völlig neben sich. Statt mich zu bemuttern, damit ich den Lärm besser ertragen konnte, weinte sie oder tötterte halblaut vor sich hin.

Sie hatte sich mit ihrer Mutter verkracht, hatte das heilige Familienweihnachtsfest gesprengt, war vorzeitig abgereist und hatte begriffen, dass sie kinderlos bleiben würde. Sie war in einer akut schwierigen Abschiedsphase.

Anfangs war es noch einigermaßen gegangen. Zwischen Weihnachten und Silvester ist Hochkonjunktur in unserem Steuerbüro, die Jahresabschlüsse stehen an, alles muss stimmen, da wird quasi durchgearbeitet.

Rücksichtsvoll, wie ich bin, ertrug ich den Krach heldinnenhaft und ließ Stephanie in Ruhe arbeiten. Bei der Arbeit vergaß sie ihren Schmerz.

Doch am 31. Dezember mittags war die Arbeit vorbei. Herr Paul sagte: »Und jetzt feiern Sie schön!«

Feiern! So unsensibel kann nur ein Mann sein! Er weiß genau, dass Stephanie keine Silvester-Einladung annimmt. Mir zuliebe bleibt sie daheim. Das ist schon ein großes Opfer. Das schätze ich an ihr.

Zu Hause rannte meine Herrin durch die Gegend, als wäre sie selbst eine Silvesterrakete, die gleich in die Luft gehen würde. Irgendwo an ihr schwelte eine Zündschnur gefährlich vor sich hin.

Die Sache mit ihrer Mutter hatte sie noch nicht verdaut. Ich habe einen Riecher für so was. Wie gern hätte ich ihr gesagt, dass bestimmt alles bald gut wird und selbst Mütter sich in der Regel wieder einkriegen. Vielleicht sogar Josephine.

Unruhig, wie Stephanie war, bekam sie einen Aufräumrappel, zog alle Schubladen aus den Kommoden, kippte den Inhalt auf den Teppich, sortierte Briefe, schmiss sie in Müllsäcke, durchblätterte Fotoalben aus der Kindheit, saß auf dem Teppich und heulte sich die Seele aus dem Leib.

Das konnte ich nicht ertragen. Trotz der zunehmenden Knallerei gab ich meinen sicheren Platz unter der Couch auf und setzte mich neben sie.

Im Album sah ich ein dickes Baby auf einer Decke.

»Das bin ich«, sagte Stephanie.

Ich war beeindruckt. Was für ein properes Kind.

»Sie konnte mich schon damals nicht leiden. Aber Raphael. Das war ihr Prinz!«

Sie klappte das Album zu, ging in die Küche und warf den obligatorischen Karpfen in den Topf.

Die Wohnung stank augenblicklich.

Fisch als Essen ist das Letzte. Fisch geht nur als Parfum. Alles andere ist widerlich. Oder würden Sie Ihren Deo-Roller essen?

Meine kulinarischen Vorlieben waren Stephanie völlig schnuppe. Zu Silvester gibt es Karpfen – Fisch der schlimmsten Sorte.

Sie ließ die Soße anbrennen und die Kartoffeln verkochen und entkorkte noch vor 18.00 Uhr eine Flasche Weißwein.

»Wir essen jetzt«, verkündete sie.

Sie lud sich ihren blauen Karpfen, die matschigen Kartoffeln samt Meerrettich auf den Teller und schickte sich an, mein Tellerchen zu holen.

In diesem Moment läutete das Telefon.

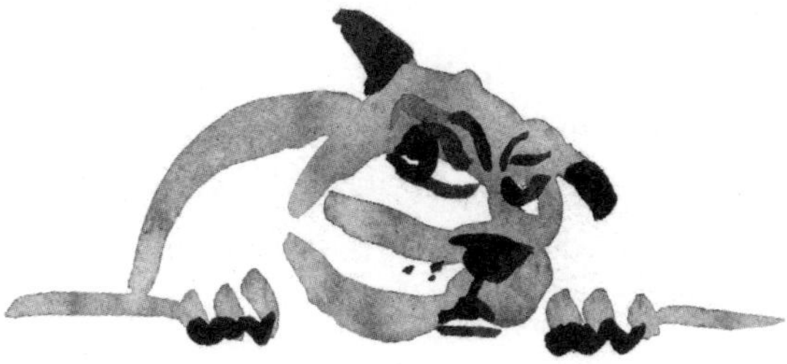

Es wird ihre Mutter sein, dachte ich, die endlich gemerkt hat, dass sie zu weit gegangen ist. Es würde noch alles gut werden.

Doch ich hatte mich geirrt.

Es war Sebastian, Stephanies Ex.

Der hatte uns gerade noch gefehlt.

Ich verzog mich unter die Decke.

»Komm gut ins neue Jahr!«, sagte er. »Und, triffst du dich mit Freunden oder sitzt du wieder allein vor deinem Karpfen?«

Stephanie schwieg.

Sebastian redete ohne Punkt und Komma weiter.

»Wir feiern mit zwei anderen Familien. Wir machen Fondue. Das wird wahrscheinlich ein totales Chaos. Du hast keine Ahnung, wie anstrengend Kinder sind. Letzte Nacht haben unsere beiden im Strahl die Betten vollgekotzt, irgendein Virus, den sie aus der Kita mitgebracht haben. Ich hab kein Auge zugemacht. Rosana musste zweimal die Betten neu beziehen. Ich sage dir! Meine Nerven ...«

Und so ging es weiter. Das Übliche. Ihr Ex verstand es, seine Probleme bei ihr abzuladen. Das muss man sich mal vorstellen!

Stephanie biss die Zähne zusammen. Es knirschte.

Der Karpfen dampfte.

Der Ex jammerte.

Stephanie nahm einen Schluck Weißwein.

»Du«, sagte der Ex. »Wir haben uns was überlegt. Wir brauchen ’ne Woche Urlaub, und damit wir mal ungestört was unternehmen können, kannst du da nicht die Kinder ein, zwei Tage betreuen? Vielleicht stundenweise? Du hast doch sicher noch Resturlaub, wie ich dich kenne. Du könntest mit ihnen in den Zoo. Passt dir nächste Woche?«

In diesem Moment war die Zündschnur abgebrannt.

Stephanies Zündschnur.

Sie holte Luft.

»Spinnst du?«, sagte sie. »Du hast dich entschieden. Du hast mich weggeschmissen. Schon vergessen? Und jetzt soll ich dein Kindermädchen spielen? Ausgerechnet ich!? Du hast sie wohl nicht mehr alle!«

»Aber …«

»Klappe! Jetzt rede ich«, sagte sie. »Dir haben sie wohl ins Gehirn geschissen? Mir deine Blagen anzudrehen. Du hast die Torschlusspanik gekriegt. Jetzt werd damit fertig. Ich hab keine Zeit, weder für deine Kinder noch für deinen ewigen Sermon! Kümmer dich um dein Leben! Lass mich in Ruhe!«

Kurz war es still in der Leitung.

Da sagte ihr Ex: »Was ist denn jetzt los? Bist du verrückt geworden?«

»Bingo! Du hast es erfasst«, sagte Stephanie und legte auf.

Das erste Mal seit Tagen lächelte sie. Sie beugte sich zu mir herunter und kraulte mich am Ohr.

»Na, meine Gute, wie habe ich das gemacht?«

Wow. Ich war begeistert.

Das war meine Stephanie!

Ottilie hatte gesagt:

»Würde wahren, Grenzen setzen,
Knaller schmeißen, Zähne wetzen,
Wehr dich, sei ein stolzer Hund!
Manche nenn's verrückt. Na und?«

Offenbar war sogar meiner Herrin klar geworden, dass das Älterwerden neue Freiheiten mit sich bringt. Manchmal muss man anderen einfach die Meinung sagen. Und zwar deutlich. Besonders Leuten, die glauben, sich alles erlauben zu dürfen.

Nach diesem erfreulichen Zwischenfall setzte Stephanie sich an den Tisch und begann, ihren Karpfen in sich reinzuschaufeln. Sie aß ihn komplett auf.

Ich neidete ihn ihr nicht.

Als sie damit fertig war, hatten wir noch einen richtig schönen Abend. Wir verbrachten ihn auf dem Sofa mit dem Silvesterprogramm im Fernsehen, sahen zwei Quizshows, einen alten Columbo-Krimi, Dinner for One und die Neujahrsansprache der Bundeskanzlerin.

Meine Herrin ließ mich unter ihre Decke kriechen. Dicht an sie gekuschelt und ihren Herztönen lauschend, ertrug ich die Böller.

Mitternacht haben wir verpasst. Da waren wir wohl schon eingeschlafen.

Am nächsten Morgen war das neue Jahr einfach da.

Übung: Das Loch

Voller Stolz auf meine wehrhafte Herrin schlage ich Ihnen hier eine kleine Übung vor, für den Fall, dass Sie es auch mit Leuten zu tun haben, die glauben, sie dürften Ihnen ungefragt Ihren seelischen Vorgarten zertrampeln:

Gehen Sie in den Wald.
Buddeln Sie mit den Händen ein Loch.
Passen Sie auf, dass Sie dabei richtig dreckig werden.
Schreien Sie in das Loch.
Lauter!
Scharren Sie das Loch zu.

Astas Rat

Sie haben ein Recht auf Respekt.

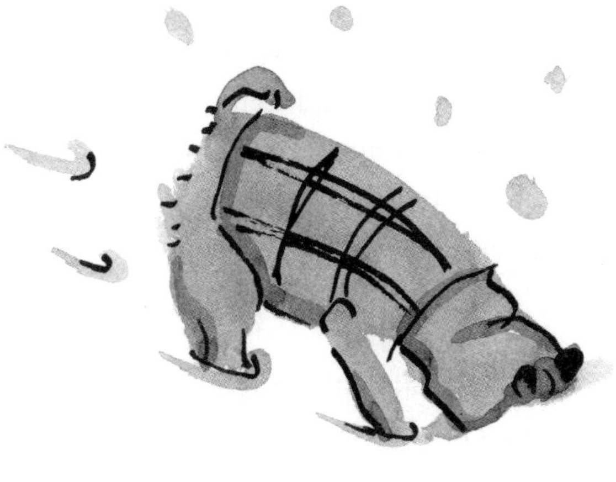

10
DIE PATIENTENVERFÜGUNG

»Sag mal, hast du eigentlich schon deine Patientenverfügung gemacht?«, fragte Stephanies Freundin Ines bei einem ihrer abendlichen Telefonate.

Stephanie stellte den Ton vom Fernseher leise. Es war kurz vor zehn, und gleich kamen die Tagesthemen.

»Nee, wieso?«, sagte sie und verdrehte die Augen. »So alt bin ich noch nicht.« Sie nippte an ihrem Weinglas.

Ich freute mich, dass der Stress mit den Böllern vorbei war. Eigentlich brauchte ich keinen neuen Stress, jedoch bemerkte ich schon an Stephanies Tonfall, dass da etwas Heikles auf sie zukam.

»Hör mal, das solltest du bald machen!« Ines konnte mindestens genauso stur sein wie meine Herrin. »Was, wenn dir etwas zustößt?«

Zustößt!? Sofort war ich alarmiert. Hier ging es offenbar um Leben und Tod! Und wenn Stephanie etwas zustieß, was würde dann aus mir? Ich wäre wurzellos. Eine Hündin ohne Herrin. Das ist eine dieser ungeschriebenen Regeln. Ohne Herrin ist man ein Niemand. Dann kommt man ins Tierheim. Schon beim Gedanken daran wurde mir hundeelend.

»Jetzt mach mal halblang«, sagte Stephanie und kraulte mich am Hals. »Ich hab vor, noch 'ne Weile hierzubleiben.« Sie lachte, doch ihr Lachen klang unsicher.

»Wir können's auch zusammen machen«, sagte Ines. »Denk drüber nach.«

Stephanie legte auf und zog die Stirn in Falten.

Sie vergaß sogar, den Ton vom Fernseher wieder anzuschalten.

Der Nachrichtensprecher lächelte. Schließlich musste er sich ja nicht mit seinem Ableben herumschlagen.

Ich überlegte. Was hatte es mit einer Patientenverfügung auf sich? Was war das? Betraf das auch mich? Allein das Wort! Wenn meine Herrin ein Thema derart irritierte, war es kaum etwas Gutes.

Patientenverfügung. Das klang nach Krankheit und Entscheidungen, die niemand treffen will.

Nachts wälzte Stephanie sich unruhig hin und her.

Am nächsten Abend kam mir der Zufall zu Hilfe.

Gleich nach dem Abendbrot setzte sich meine Herrin an den Computer.

Ich sprang auf ihren Schoß.

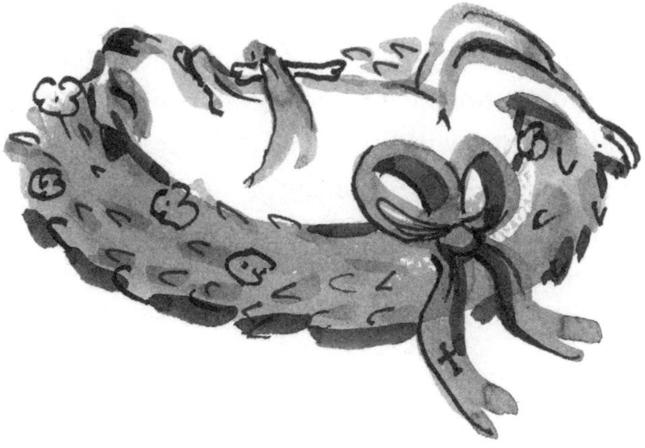

Auf dem Bildschirm erschien ein Formular. Wollte sie etwas arbeiten? Es sah ganz danach aus. Ich guckte genauer. Patientenverfügung stand da schwarz auf weiß.

»Ines hat Recht«, sagte Stephanie. »Wir müssen vorsorgen.«

Wenn sie Ines recht gab, war die Lage ernst.

Sie fing gleich an, das Formular am Bildschirm auszufüllen.

»Falls ich meinen Willen unwiderruflich nicht mehr aus eigener Urteils- und Entscheidungsfähigkeit bilden kann, wünsche ich Folgendes ausdrücklich ...«

Ich erstarrte. Das konnte nur bedeuten, dass man tot war. Oder kurz davor.

Sie las weiter: »... wenn alle sonstigen medizinischen Möglichkeiten zur Schmerz- und Symptomkontrolle versagen, auch bewusstseinsdämpfende Mittel zur Beschwerdelinderung, wünsche ich, dass keine künstliche Beatmung durchgeführt beziehungsweise eine schon eingeleitete Beatmung eingestellt wird ...«

Das war knochenhart.

Das klang schlecht. Sehr schlecht.

Ich fixierte meine Herrin. Sie sah aus wie immer. Gut. Es musste sich um etwas Zukünftiges handeln.

Im Grunde finde ich es richtig, dass sie sich unnötiges Leid ersparen will, wenn es ans Ende geht. Sie will sterben, wenn kein Leben mehr in ihr ist. Sie will nicht an Apparate angeschlossen werden. Ohnehin eine gruselige Vorstellung.

Meine Großmutter Ottilie hatte sich natürlich auch mit dem Tod beschäftigt. Sie hatte es so ausgedrückt:

»Ist dein Leben nichts als Schmerz und Klage,
schlafe ein, beende deine Tage.«

Für uns Hunde ist das normal. An dem Tag, an dem wir in die ewigen Jagdgründe abgerufen werden, ziehen wir uns zurück und sterben in Würde. Auch ich werde das tun, wenn es bei mir so weit ist. Wie üblich ist bei den Menschen alles komplizierter. Die haben sogar fürs Sterben Formulare.

Meine liebe Stephanie hockte stumm vor dem Bildschirm.

Warum füllte sie das Formular denn nicht zu Ende aus?

Ich würde es sofort unterschreiben. Als Hund brauche ich zum Glück keine Patientenverfügung. Entweder sterbe ich so, oder meine Herrin entscheidet das für mich. Ich bin fein heraus. Menschen dagegen müssen diese Entscheidung selbst treffen, und zwar offenbar lange, bevor der Notfall eintrifft.

Stephanie druckte das Blatt aus.

Sie griff zum Stift.

Sie legte den Stift wieder weg.

»O Mann«, sagte sie. »Ich kann das nicht!«

Das konnte ich verstehen. Solch ein Dokument unterschrieb niemand leichten Herzens. Schließlich haben die Menschen alle schreckliche Angst vor dem Sterben. Alle. Ausnahmslos. Sogar Stephanies Mutter. Der Gedanke, schwach und hilflos zu sein, ist das Einzige, das ihrer harten Seele wirklich zusetzt.

Ich habe keine Angst vor dem Tod. Ich habe nur Angst davor, Stephanie könnte vor mir gehen.

In den darauffolgenden Tagen beobachtete ich sie genau. Ich konnte keinerlei Anzeichen für ihr baldiges Ableben finden, höchstens erste Anzeichen dafür, dass sie allmählich auf dem Weg dahin war. Die grauen Haare, aus denen die rote Farbe langsam verschwunden war, ihre Schusseligkeit, das ständige Seufzen. Selbst die Kreuzschmerzen waren nur Vorboten. Ich schätzte, dass der Tod sich noch Zeit lassen würde. Zum Glück!

Meine Herrin nahm sich diese Patientenverfügung sehr zu Herzen.

Nachts kuschelte ich mich bei ihr ein. Sie stieß mich weg. Im Traum tun Menschen Dinge, die sie im wachen Zustand niemals tun würden. Einmal, gegen fünf Uhr morgens, rief sie sogar nach ihrem Ex.

Da fand ich, dass es nun genug war, und leckte ihr zart über die Nase. Sie lächelte, drehte sich um und schlief seelenruhig, bis der Wecker klingelte.

Das Formular lag eine Woche lang auf ihrem Schreibtisch.

Jeden Tag nahm sie es zur Hand, las es erneut und legte es wieder weg.

Am Freitag gingen wir Marzipankartoffeln nachkaufen. Leider gibt es diese Süßigkeit ja nur um die Weihnachtszeit, so von September bis Anfang Januar. Jeweils nach Weihnachten, wenn die Kartoffeln um die Hälfte reduziert sind, deckt sich meine Herrin für das ganze Jahr ein.

Wir waren in drei Supermärkten und ergatterten zweiundvierzig Tüten. Ist die Marzipanschublade frisch gefüllt, strahlt Stephanie deutlich mehr Ruhe aus als sonst.

Vielleicht deswegen gab sie sich am Wochenende endlich einen Ruck und unterschrieb das Formular, ohne es nochmal durchzulesen. Anschließend steckte sie es in einen Umschlag, schrieb in Druckbuchstaben PATIENTENVERFÜGUNG darauf und legte den Umschlag zu den anderen wichtigen Papieren in den Schreibtisch.

Sie entspannte sich schlagartig.

Zur Feier des Tages holte sie eine neue Packung Marzipankartoffeln aus der Küche. Sie futterte die Tüte leer, und das lag sicher daran, dass ihr in den letzten Tagen klar geworden war, dass sie ohnehin sterben würde.

»Weißt du, Asta«, sagte sie, als wir auf dem Sofa lagen. »Erst wenn man stirbt, ist man richtig tot.«

Wie wahr!

Selbst meine kluge Großmutter hätte es nicht besser ausdrücken können.

Übung: Die eigene Beerdigung

Planen Sie Ihre eigene Beerdigung.
Welche Blumen möchten Sie haben?

Welche Musik soll gespielt werden?
Welche Texte sollen vorgelesen werden?
Wer soll unbedingt kommen und wer auf gar keinen Fall?
Werden Sie sich klar über diese Punkte.
Und dann freuen Sie sich, dass es noch nicht so weit ist.

Astas Rat

Sterben Sie im Sommer, das ist schöner für die Gäste.

11
AUSGETRÄUMT

Ob es nun an der Patientenverfügung und der Beschäftigung mit dem Tod lag oder ob es wieder so eine unerwünschte Begleiterscheinung des magischen Alters war, ich jedenfalls konnte Stephanies Unzufriedenheit wie eine Dampflock heranbrausen sehen.

Da war ich gerade mit ihr die Abendrunde gegangen, sie wollte nur kurz raus, und ich hatte es ihr nachgesehen. Der Januar ist kein Monat für lange Spaziergänge. Trotz des Paletots war mir die Kälte in die Knochen gefahren. Ich war froh, zu Hause zu sein.

Stephanie brühte Tee auf, trug die Tasse ins Wohnzimmer und setzte sich aufs Sofa. Zu meiner Überraschung blieb der Fernseher aus.

Unbeirrbar schaute ich weiter auf den Bildschirm. Ich war den ganzen Tag unterwegs gewesen. Ich hatte ein Recht auf einen würdigen Tagesausklang.

Meine Herrin sah das anders.

Ich betrachtete sie, um herauszufinden, was los war. Oft genügt eine Kuschelattacke, und alles ist gut. Da sah ich ihren speziellen Blick. Ich kenne diesen Blick. Er erinnert mich an einen Jagdhund, der Fährte aufgenommen hat. Ein Blick, der gleichzeitig in die Vergangenheit und in die Zukunft gerichtet ist. Hat sie diesen Blick, fällt ihr alles ein, was sie ver-

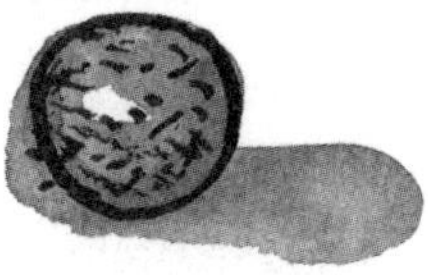

säumt hat, und sie will sie auf der Stelle ihr Leben ändern.

»Ach, Asta«, sagte sie. »Was ist aus meinen Träumen geworden?«

Darauf wusste ich auch keine Antwort.

Man muss auch nicht auf alles eine Antwort haben.

»Habe ich je einen spirituellen Indientrip gemacht und einen Ashram besucht? War ich als Au-Pair in Paris? Habe ich Jura studiert?« Sie schüttelte den Kopf. »Wenn ich wenigstens eine eigene Familie hätte.«

Das wieder. Sie hat mich. Zusammen sind wir doch eine Familie.

»Ich arbeite als Steuerfachkraft und bin weit davon entfernt, eine angesehene Anwältin zu sein wie Ines. Nicht mal die Schauspielerei habe ich ernsthaft ausprobiert«, sagte sie »Und dabei war ich eine der Besten in der Theater-AG.«

Ach herrje! Warum nur ist sie ständig neu unzufrieden? Eben noch hatte sie sich heldinnenhaft der Patientenverfügung gestellt, und nun buddelte sie schon wieder diese ollen Kamellen aus.

Woher kommt nur diese ewige Unzufriedenheit der Menschen?

Was mich angeht, ich bin zufrieden. Ich genieße das Dösen im Büro. Die Spaziergänge mit Stephanie sind, bis auf kleinere Ausnahmen, angenehm. Ich mag die Plaudereien mit meinen Artgenossen, die ich unterwegs treffe, mag an ihnen schnuppern, mag mit ihnen flirten. Ich kümmere mich um Stephanie, das Essen ist lecker, das Sofa weich, das Leben gut zu mir. Und wenn ich von etwas träume, setze ich das um. Gleich und sofort.

Nicht so Stephanie. Sie hat jede Menge Träume, und seit ich sie kenne, trägt sie sie in ihrem Herzen herum.

»Über Fünfzig bin ich«, sagte sie. »Mein Leben ist weder spannend, noch verwirkliche ich mich selbst.«

Sie stand auf und ging zum Computer.

Das kannte ich schon. Nun suchte sie Spannung und Selbstverwirklichung im Internet.

Ich reckte den Hals und war froh, das Logo der Jobbörse zu erkennen. Ein neuer Job schien mir von all ihren Träumen am nachvollziehbarsten.

Auch dieser Traum würde sich in Nichts auflösen. Das hatten wir schon öfter. Nach der ersten Begeisterung findet sie immer das Haar in der Suppe. Also wägt sie einige Tage ab. Die Realität scheint ihr zu stark vom Traum entfernt. Das Haar in der Suppe wiegt von Tag zu Tag schwerer, und am Ende ist sie frustriert. Sie entscheidet, dass alles beim Alten bleibt, dass ihr Leben das nicht mehr hergibt, sie rudert zurück. Plötzlich weiß sie, was sie an Herrn Paul hat, der Frust ebbt ab, und unser Alltag normalisiert sich.

Ich gab ihr maximal drei Tage.

»Na, das ist doch was«, sagte Stephanie und tippte auf den Bildschirm. »Frauen reiferen Alters als Komparsen gesucht.«

Sie strahlte.

»Was sagst du dazu?«, fragte sie.

Ich guckte so gelangweilt wie möglich. Ich wollte, dass das aufhörte. Ich wollte einen ruhigen Abend.

Es gibt keinen Grund zur Hektik bei solch alten Träumen.

Ohne Rücksicht auf mein Ruhebedürfnis rannte Stephanie zum Kleiderschrank.

Sie kombinierte Kleidungsstücke miteinander, die noch nie zusammengepasst hatten, und verschwand vor dem Badezimmerspiegel zum Schminken und Frisieren.

Mir standen die Haare zu Berge. Meine Herrin sah ziemlich schräg aus.

Sie hetzte an mir vorbei, kramte in einer Schublade und fand eine alte Polaroid. Sie knipste sich in verschiedenen Posen, frisierte sich anders, zog sich um und fotografierte sich erneut.

Als ich schon glaubte, sie würde nie mehr fertig, druckte sie ihren Lebenslauf aus und ließ die Fotos mit in den Umschlag fallen.

»So«, sagte sie, »den geben wir morgen persönlich ab.«

Am nächsten Tag, direkt nach der Arbeit, rannte sie zum Auto. Ich wie verrückt hinterher. In letzter Sekunde sprang ich auf die Rückbank. Die Tür knallte hinter mir zu.

Sie fuhr mit Navi und raste derart durch die Stadt, als hätte sie den Job schon und wir wären Komparsen in einem James-Bond-Film. Zweimal links. Geradeaus. Rechts. Links.

An einem grünen Tor hielt sie. Beinahe wäre sie dagegen gestoßen. Der Wachmann kam aus seiner Hütte gerannt.

Stephanie kurbelte das Fenster runter.

»Ich komme wegen der Ausschreibung«, sagte sie.

Der Wachmann verdrehte die Augen und zeigte auf Tor und Stoßstange. »Ungehobelte Schauspieler!«

»Wer weiß!«, sagte Stephanie. »Vielleicht bin ich das bald.«

Der Wachmann war sichtlich irritiert.

»Hier!« Sie hielt ihm die Anzeige unter die Nase.

»Frauen reiferen Alters als Komparsen gesucht«, las er.

»Das könnte mein Sprungbrett zur Schauspielerei sein, finden Sie nicht?« Stephanie lächelte süßlich.

Ich verkroch mich unter dem Sitz.

»Ich war nämlich schon in der Schauspiel-AG der Grundschule, wissen Sie? Meine Lehrerin fand mich sehr talentiert.«

Der Wachmann zog die Stirn in Falten.

Und jetzt erzählte sie noch von einem Theaterkurs, den sie vor meiner Zeit besucht hatte. In diesem Kurs hatte sie die verstoßene Geliebte eines Königs gespielt, sich fürchterlich an ihm gerächt und dafür tosenden Applaus erhalten.

Ich erkannte meine Herrin kaum wieder.

»Wo ist denn das Casting-Büro?«, fragte sie.

»Geradeaus finden Sie den Parkplatz. Hinten links ist das Büro. Die gelbe Tür.«

Stephanie fuhr sich elegant mit der Hand durchs Haar, nickte und lächelte huldvoll wie Grace Kelly.

Das Tor öffnete sich, und wir sausten Richtung Parkplatz.

Wir stiegen aus. Sie ging gerader als sonst. Sie gefiel sich in der Rolle der angehenden Schauspielerin. Schnurstracks ging sie auf die gelbe Tür zu.

Donnerlittchen. Was Träume so bewirken.

Sie klopfte.

Die Tür öffnete sich sofort.

Der Mann hinter dem Schreibtisch war beeindruckend groß, dunkelhaarig, seine blauen Augen lächelten freundlich, und seine Stimme kitzelte in meinem Bauch. Als sei er auf meine Herrin vorbereitet gewesen, stand er auf und bot ihr einen Stuhl an. Er zauberte eine Decke aus dem Schrank, legte sie auf den Boden und bot mir an, darauf Platz zu nehmen. Das Leckerli, das er aus seiner Schublade zog, schmeckte vorzüglich.

Dass es noch solche Männer gibt!

»Was führt Sie zu uns?«

»Die Komparsenrolle für reifere Frauen.« Stephanie lächelte, griff in ihre Tasche und zog den Umschlag mit den Fotos hervor.

Sie erzählte, wie wichtig ihr das Schauspielern sei, dass sie sich damit einen lang ersehnten Wunsch erfüllen würde und dass sie sich wegen ihrer diversen Erfahrungen hervorragend eigne.

»Hm«, brummte der Mann und sah sie an.

Er nickte.

Die Decke war kuschlig warm, ich fühlte mich wohl und fand die Idee, dass meine Herrin Schauspielerin werden würde, in diesem Augenblick vollkommen angemessen. Endlich würde sie sich einen ihrer Träume erfüllen. Keine Energieverschwendung mehr.

Genau wie Großmutter Ottilie zu sagen pflegte:

»Fass es
oder lass es!«

Tatsächlich habe ich mich schon oft gefragt, warum Menschen Dinge, die sie unbedingt tun wollen, ewig vor sich herschieben. Warum sie die wildesten Ausreden und Gründe erfinden, damit letztlich alles beim Alten bleibt. Trotz des Traumes, der sie ein Leben lang begleitet.

So ein Traum ist doch ein starker Handlungsimpuls. Da steckt viel Energie dahinter.

Wenn ich mir zum Beispiel vorstelle, jemand wirft einen perfekten Stock, den ich unbedingt holen will, und ich würde diesen Stock im hohen Bogen fliegen sehen und würde sein schönes Schwirren durch die Luft hören und mir dann versagen, ihm nachzurennen, o Mann, das wäre richtig anstrengend! Der Wunsch, diesem Stock nachzurennen, wäre ein so starker Impuls, dass mir schon die Vorstellung, sitzen bleiben zu müssen, Schweißausbrüche verursacht.

Folglich muss es doch permanent anstrengend für meine Herrin sein, einen Traum zu haben und sich seine Erfüllung dauernd zu versagen! Da klagt sie einerseits darüber, dass sie älter wird und weniger Kraft hat, andererseits vergeudet sie diese Kraft, indem sie ihre Impulse unterdrückt. Das versteh' einer. In der Jugend, wo Mensch und Tier eine schier unerschöpfliche Energie haben, mag das egal sein, doch spätestens ab dem magischen Alter plädiere ich dafür, diese Taktik zu überdenken.

Diesmal würde es anders sein. Meine Stephanie war ganz von allein darauf gekommen. Lange genug hatte es gedauert. Diesen Traum würde sie nun endlich umsetzen, und der gute Mann hinter dem Schreibtisch würde sie dabei unterstützen. Ich sah es ihm an. Er war in Ordnung. Er würde ihr den Schritt in die Schauspielerei ermöglichen. Stephanie würde mehr Spannung und Selbstverwirklichung in ihr Leben bringen und so richtig zufrieden sein. Und wenn sie zufrieden ist, bin ich es auch.

Ich knabberte an meinem Leckerli und freute mich.

»Nun«, sagte der Mann, »es tut mir leid, Sie enttäuschen zu müssen, aber mit Frauen reiferen Alters haben wir Frauen gemeint, die gut und gern zwanzig Jahre älter sind als Sie.«

Stephanie starrte ihn an.

»Sie sind viel zu jung«, sagte er.

Stephanie starrte ihn noch immer an. Als habe sie ihn nicht verstanden.

»Zu jung?«, sagte sie.

Der Mann nickte.

»Ich bin zu jung?« Stephanie kicherte. Sie schüttelte den Kopf. Sie stand auf, kicherte, öffnete die Tür, ließ mich raus, kicherte, ging mit mir zum Auto und fuhr mich heim.

»Zu jung! Asta!« Das sagte sie dreimal.

Filmreif parkte sie ein.

Sogar auf dem Sofa lachte sie noch. Ihre Laune hätte nicht besser sein können.

Übung: Traumkiste

Schreiben Sie jeden Ihrer verbliebenen Träume auf jeweils einen Zettel.
Legen Sie die Zettel in eine schöne Kiste.
Wenn Ihnen danach ist, ziehen Sie einen Zettel heraus, lesen ihn und entscheiden, ob Sie diesen Traum jetzt augenblicklich umsetzen oder ihn loslassen.
Wenn Sie sich fürs Umsetzen entscheiden: Viel Spaß damit!
Wenn Sie sich fürs Loslassen entscheiden, gehen Sie zum nächsten Fluss, sagen Ihrem Traum ade, verbrennen den Zettel und streuen die Asche in den Fluss.
Lassen Sie die Asche davonschwimmen.
Sehen Sie ihr nach.
Genießen Sie, wie leicht Ihnen dabei wird.
Werden Sie pragmatisch. Investieren Sie Ihre Energie nur in Träume, die Sie umsetzen. Pragmatischer zu werden heißt, freundlicher zu sich selbst sein.

Astas Rat

Freundlichkeit ist immer gut. Vor allem zu sich selbst.

Drittes Kapitel:
Lieber jetzt als nie

12
BIS ZUR RENTE HÄLTST DU NOCH DURCH

Für Anfang Februar hatten wir ungewöhnlich mildes Wetter, es war ein Mittwoch, der Himmel war blau, und die Sonne schien durchs Bürofenster. Ideal für einen Spaziergang. Stattdessen hockten meine Herrin und ich seit acht Uhr früh im Steuerbüro. Arbeit eben.

Ich tröstete mich damit, dass wir mittwochs schon um drei Feierabend haben. So würde ich immerhin noch einen Rest Sonne abbekommen. Sicher machten wir gleich einen ausgiebigen Gang durch den Park, denn um fünf waren wir mit Ines zum Kino verabredet. Darauf freute ich mich.

Ich liebe Kino. Eigentlich dürfen Hunde da nicht rein, aber wir haben uns einen Trick ausgedacht. Stephanie hat für diesen Zweck eine Sporttasche angeschafft. Beim Ticketkauf verhalte ich mich ruhig. Sobald der Film beginnt, verlasse ich mein Versteck und gehe auf die Pirsch. Irgendwem fällt immer Popcorn runter.

Ich lag also unter Stephanies Schreibtisch und warf einen Blick zur Uhr. Zwanzig vor drei. Gleich war es geschafft. Gleich würde ich mir die Beine vertreten, die Winterluft genießen und meine Marke setzen. Wenn alles gut ginge, und nichts sprach dagegen, würde ich noch einen kleinen Plausch mit Lisa machen.

Lisa ist eine Schnauzer-Terrier-Mix-Hündin. Sie ist ein Jahr älter als ich. Ich habe sie vor drei Wochen, an einem Mittwoch, im Park kennengelernt. Sehr sympathisch. Wir waren gleich über unsere Herrinnen ins Gespräch gekommen. Ohne etwas von meinem Buch zu verraten, hatte ich die Rede elegant aufs magische menschliche Alter gelenkt, und Lisa hatte sich als ausgesprochen gesprächig und eine wahre Fundgrube für dieses Thema herausgestellt. Ihre Herrin war schon Mitte fünfzig und zeigte ähnliche Symptome wie Stephanie. Es hatte mir gut getan, mit einer Gleichgesinnten zu sprechen. Auch ich brauche Freundinnen unter meinesgleichen.

Hoffentlich war Lisa heute wieder da.

Gerade als Stephanie ihrem Computer runterfuhr, kam Herr Paul aus seinem Zimmer gestürmt und schmiss einen Packen Papiere auf ihren Schreibtisch.

»Das muss heute noch raus«, sagte er und schnappte seinen Mantel.

»Heute?« Stephanie sah zur Uhr. »Ich wollte gerade gehen. Mittwochs gehe ich immer früher.«

Herr Paul verdrehte die Augen.

»Dann ist es eben jetzt anders. Seien Sie nicht so unflexibel!« Ohne weiteren Kommentar warf er die Tür hinter sich zu.

Dieser Paul! Er hatte natürlich seinen freien Mittwochnachmittag. Und wir? Wir saßen hier fest! Lisa konnte ich vergessen. Und Stephanie ließ sich das gefallen?

Ich war so sauer, dass ich am liebsten sämtliche Akten zerfetzt und auf den teuren Teppich gepinkelt hätte!

Hat der Mensch meine Herrin je für ihre Überstunden bezahlt? Nicht das Rippchen! Hat der mich mal gefragt, was ich davon halte? Hat Stephanie einen Arbeitsvertrag, wo eindeutig drinsteht, wie viele Stunden sie für ihn malochen muss? Hat sie. Na also! Kann sie sich von seinen Komplimenten etwa unsere Brötchen kaufen? Oder ihre Marzipankartoffeln? Oder mein Futter?

»Arschloch«, murmelte meine Herrin.

Ich konnte ihr nur zustimmen.

Stephanie schlug die Ordner auf und blätterte in den Papieren.

»Das hat doch bis morgen Zeit!« Wütend sprang sie auf, holte einen Stapel Ordner aus dem Schrank und knallte sie auf den Schreibtisch.

»Immer kurz vor Feierabend! Hätte er auch früher drauf kommen können! Bin ich seine Minna?!«

Sie nahm Zettel aus den Ordnern, schob andere hinein und donnerte auf die Tastatur ein, dass mir angst und bange wurde.

Es war zehn Minuten nach drei.

»Ständig rette ich seinen Arsch! Und wie dankt er es mir?« Sie rannte zum Drucker.

»Mach schon, du Scheißding!«

Der Drucker schwieg. Sie schlug ein paar Mal mit der flachen Hand darauf. Erst als das Scheißding zu brummen anfing und Formulare ausspuckte, hörte sie damit auf.

»Sprüche machen kann er!«, schimpfte sie. »Soll lieber das Gehalt erhöhen!«

Der Papierberg am Drucker wurde größer. Der Drucker spuckte und spuckte.

Wollte sie diese vielen Formulare etwa alle noch ausfüllen? Ach du meine Güte! Wäre ich meine Herrin, ich hätte den Stapel Stapel sein lassen und den Chef Chef und hätte mir für den Rest des Tages die Sonne auf den Bauch scheinen lassen. Feierabend ist schließlich Feierabend.

Nicht so Stephanie. Längst hatte sie die Zähne ineinander geschlagen und arbeitete verbissen vor sich hin. Klappte Ordner auf, klappte Ordner zu, füllte Formulare aus, tippte Zahlen in den Taschenrechner, vertippte sich, fing von vorn an, wühlte sich durch Papierberge, druckte, steckte Blätter in Briefumschläge und ließ ab und an ein paar Kraftausdrücke fallen, bei denen es der Anstand verbietet, sie an dieser Stelle zu wiederholen. Es war viertel vor vier. Meine Blase drückte wie verrückt.

Der erste Fall war offenbar fertig. Meine Herrin legte einen Ordner auf Herrn Pauls Schreibtisch. Ich sah zu dem anderen Stapel. Das würde dauern. Mittlerweile war sie so konzentriert, dass sie sogar das Fluchen ließ. Als sie den vierten Ordner aufschlug, fiel ihre halbvolle Kaffeetasse um und ergoss sich über den Schreibtisch. Mir tropfte kalter Kaffee aufs Fell.

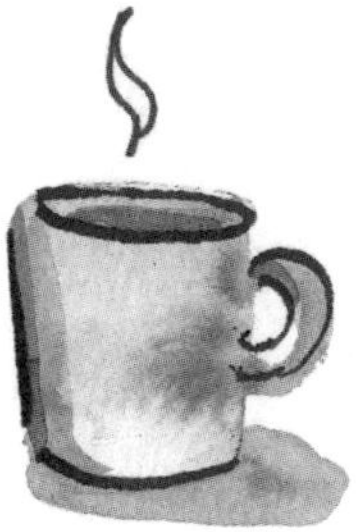

»Scheiße!«, schrie Stephanie.

Es war um zehn Minuten nach fünf. Draußen war es dunkel.

Ich leckte mir den Kaffee vom Fell. Er schmeckte abscheulich. Was finden die Menschen nur an diesem Getränk?

Stephanie holte eine Küchenrolle. Matschige Zellstofftücher mit braunen Flecken flogen in den Papierkorb.

Mich schien sie komplett vergessen zu haben.

Heute hätte ich Lisa gern nach dem Sexualverhalten ihrer Herrin gefragt. Hund muss schließlich evaluieren. Es ist durchaus möglich, dass Stephanie sich untypisch verhält. Ich brauchte mehr Input für meine Forschungen.

Gerade hatte Stephanie die Briefmarken zwischen den Lippen, einen Ordner unterm Arm, den Firmenstempel in der einen und Briefumschläge in der anderen Hand, als das Telefon klingelte. Vergeblich versuchte sie, alles sicher zum Schreibtisch zu balancieren. Der Ordner rutschte und fiel zu Boden. Die Umschläge entglitten ihr. Die wenigsten schafften es, sich noch an der Tischkannte festzukrallen, und landeten an schwer erreichbaren Stellen.

Meine Herrin spuckte die Marken auf den Tisch und griff nach dem Hörer.

»Ja!«, bellte sie.

Ich nahm mir vor, genau diesen Tonfall bei nächster Gelegenheit gegen Eckarts Aufdringlichkeiten anzuwenden.

»Wo bleibst du denn?«, hörte ich.

»Ines! Dich hab ich ganz vergessen.«

»Offensichtlich«, sagte Ines, und ich sah ihr Augenrollen quasi vor mir.

Meine Herrin errötete. »Tut mir echt leid! Es gibt noch paar wichtige Sachen … also Herr Paul … ich bin fast fertig. Muss nur noch einige Rechnungen rausschicken … du weißt ja, wie er ist … unaufschiebbar …«

»Und dafür lässt du unser Kino sausen? Geht's noch?«

»Was soll ich denn machen?« Stephanie ließ sich auf den Stuhl fallen.

»Kündigen! Dir einen neuen Job suchen.« An Ines Stimme war deutlich zu hören, dass sie das Thema leid war.

Das hätte ich anfangs nicht gedacht, dass mir diese Frau, die schon zweimal mit ihrem Rollstuhl auf meinen adligen Füßen stand, so aus dem Herzen sprechen könnte.

»Du hast gut reden«, erwiderte Stephanie, »wer stellt denn eine über fünfzig ein?«

Ines stöhnte. »Verdammt, du bist qualifiziert, intelligent und bis zum Rand angefüllt mit Berufserfahrung. Buchhalterinnen werden gesucht. Wenn du keinem erzählst, dass du Rosamunde-Pilcher-Filme siehst, hast du jede Chance der Welt.«

Meine Herrin erstarrte: »Woher weißt du?«

»Steph, jetzt hör mir mal zu«, kam es aus der Leitung. »Wie oft hast du dich bei mir schon über deinen unmöglichen Chef beschwert? Hundert Mal? Zweihundert Mal? Ich hab mir das angehört. Und meinen Senf abgegeben. Aber meine Geduld hat Grenzen. Ich hab's jetzt wirklich satt. Mach endlich was! Such dir was Neues. Wo du anständig behandelt wirst!«

Ines kann ihre Meinung wunderbar auf den Punkt bringen. Das war schon immer so. Vielleicht ist sie deshalb Anwältin geworden. Eine klasse Frau. Stephanie kann sich glücklich schätzen, so jemanden zur Freundin zu haben.

Allerdings schien sie das gerade anders zu sehen. Sie sah recht zerknirscht aus.

In diesem Moment fiel mir Großmutter Ottilies Spruch ein:

»Macht der Chef andauernd Ärger
und vergeudet deine Zeit,
sage Stopp und bleib gemütlich,
sonst tut es dir später leid.«

Meine Herrin scharrte mit den Füßen.

»Das lohnt sich eh nicht mehr«, sagte sie. »Bis zur Rente halt ich schon noch durch.«

Da hörte ich einen archaischen Schrei in der Leitung. Gut, dass ich wusste, dass Ines am anderen Ende war. Sonst hätte ich es für den Brunstschrei eines Pavianmännchens gehalten.

»Wie bitte?! Geht's noch? Sag mal, drehst du jetzt völlig hohl! Durchhalten bis zur Rente? Das ist es, was du mit deinem wertvollen Leben machen willst!? Na herzlichen Glückwunsch! Ich scheine mich schwer in dir getäuscht zu haben!«

Oh. Da lag ein gefährliches Vibrieren in der Luft.

Stephanie schluckte.

»Ines, du verstehst das nicht«, sagte sie. »Du bist Anwältin. In einer ganz anderen Position. Du …«

»In was für einer anderen Position?«, unterbrach Ines sie. »Genau wie du bin ich ein Mensch mit nur einem Leben. Ich setze Prioritäten. Ich stehe hier seit einer halben Stunde am Kino, frier mir den Arsch ab und warte auf dich. Ich hab dafür andere Sachen verschoben. Warum wohl? Du bist mir wichtig. Ich dachte, wir sind Freundinnen …«

»Das …«, versuchte Stephanie.

Ines war in Fahrt: »… Ich versteh das nicht? Oh, ich verstehe sehr wohl! Ich verstehe, dass dir durchhalten wichtiger ist als leben. Ich verstehe, dass dir die Rente wichtiger ist als ein kostbarer Augenblick. Ich verstehe, dass dir dein vermaledeiter Job mehr bedeutet als unsere Freundschaft. Ich verstehe schon. Wenn du glaubst, ich erlaube jemandem, so mit mir umzugehen, hast du dich geschnitten.«

Es klickte in der Leitung.

Ein Besetztzeichen ertönte.

Stephanie saß mit dem Hörer in der Hand wie schockgefroren. Wäre ich der menschlichen Sprache mächtig, hätte ich ihr auf der Stelle befohlen, ihre Freundin zurückzurufen. Katastrophen zwingen zum Handeln.

Sie rührte sich nicht.

Jetzt mach schon, dachte ich. Ruf an!

Ich hockte mich vor sie und fixierte sie mit meinem schärfsten Hypnotisier-Blick.

Es klappte.

Endlich. Mit zittrigen Fingern wählte sie Ines Nummer.

Sie atmete schwer. »Entschuldige«, sagte sie. »Du weißt, wie wichtig du mir bist.«

»Was ist jetzt?«, sagte Ines. »Kommst du?«

Um Stephanie die Entscheidung zu erleichtern, flitzte ich zur Tür.

Ihr Blick fiel auf den Schreibtisch. Er sah aus wie kurz nach der Erschaffung der Welt. Das Urchaos schlechthin.

Sie holte Luft.

»Mit dem Auto brauch ich zehn Minuten«, sagte sie. »Wartest du noch so lange?«

»Für dich immer«, sagte Ines. »Im Café gegenüber. Die Espresso-Bar. Die mit den kitschigen Schlagern. Erinnerst du dich?«

Und dann lachte sie. Schallend. Herzerfrischend.

So lange, bis Stephanie mitlachte.

Wie Ines das nur macht?

Ich bin stets zur Stelle, tröste, höre zu, habe Verständnis, lecke Tränen auf, stupse an. Und Ines? Lacht. Sie lacht und reißt Stephanie einfach mit, und am Ende macht meine Herrin unüberlegte Sachen, die ihr das Leben erleichtern.

»Bis gleich«, sagte Stephanie. »Und danke.«

Sie sah schon viel besser aus.

Und Ines, die nie weiß, wann es vorbei ist, sagte: »Und ab morgen schreibst du deine Überstunden auf.«

»Zu Befehl«, sagte Stephanie.

»Und du bestehst auf einer Gehaltserhöhung!«

»Jawohl«, sagte Stephanie mit diesem Ernst in der Stimme, der eine Entscheidung der wichtigen Sorte vermuten ließ. Es hätte keine Minute länger dauern dürfen. Endlich konnte ich pinkeln.

Übung: Chef dressieren

Kommen Sie mindestens einmal im Monat eine Stunde zu spät zur Arbeit.
Gehen Sie am selben Tag dafür eine Stunde früher nach Hause.
Tun Sie, als wäre das selbstverständlich.
Damit Ihr Chef merkt, was er an Ihnen hat.

Astas Rat

Arbeit ist nur das halbe Leben. Die Rente ist nicht die andere Hälfte.

13
DIE KUNST DES DÖSENS

Es wurde ein toller Kinoabend. Ich fand achtzehn Popcorns (zwei davon mit Zucker), schlief ein bisschen und freute mich, dass Stephanie und Ines sich wieder so gut verstanden.

Am Donnerstag wartete ich darauf, dass Stephanie die Gehaltserhöhung von Herrn Paul fordern würde. Schließlich hatte sie es Ines versprochen.

Morgens räumte meine Herrin das Chaos vom Vortag weg. Sie war zappelig. Ich konnte mir schon denken, wieso. Offenbar fehlten ihr die passenden Worte zur Gehaltserhöhung. Immerhin schrieb sie an diesem Tag die Überstunden vom Mittwoch auf.

Mittags ging sie in Pauls Büro.

»Können wir was besprechen?«, fragte sie.

»Später«, entgegnete er. »Sie wissen ja, ab morgen fahre ich für eine Woche in den Skiurlaub. Man gönnt sich ja sonst nichts. Die paar Tage kriegen Sie hier schon alleine hin. Jetzt im Februar können wir alle ein wenig Ruhe brauchen.«

Ich war mir ziemlich sicher, dass er den Urlaub vorher noch nicht erwähnt hatte.

Interessant, was sich bei dieser Ankündigung auf Stephanies Gesicht abspielte. Zuerst kam eine empörte Stirnfalte, danach entspannte sie sich und verließ sein Büro mit geradezu fröhlicher Miene.

»Asta, das wird klasse«, sagte sie. »Eine Woche Entspannung.«

Zumindest stellte sie sich das so vor.

Es war ein Irrtum.

Sie kam nicht runter. Mit jedem Tag wurde sie nervöser. Als wäre ihr ein Monster auf den Fersen. Sie arbeitete genauso lange wie immer und machte sogar neue Überstunden. Dabei hätte sie die Gelegenheit nutzen können, halblang zu machen. Sich auszuruhen. Untätig zu sein und den lieben Gott einen guten Mann sein zu lassen.

Selbst nach Feierabend fand sie keine Ruhe.

Eines Nachmittags lag ich gerade auf meinem Lieblingsplatz auf dem Sofa und döste. Kurz vorher waren wir von der Arbeit nach Hause gekommen. Draußen fiel Schneeregen, ein Sturm pfiff ums Haus, und ich war heilfroh, im Warmen zu sein. Eine kuschlige Wohnung und ein fröhliches Herz sind das beste Bollwerk gegen den Winter.

Ich hatte die Augen geschlossen und dachte an mein Buch. Es hatte gute Fortschritte gemacht. Aber so ein Buch muss ja in die Welt, damit es jemand lesen kann. Wie sollte ich das anstellen?

Da scheuchte Stephanie mich schon wieder auf.

»Asta! Ich will 'ne Pizza!«

Wir gehen selten in die Pizzeria. Und wetterbedingt hatte ich keine Lust, mich nach draußen zu bewegen. Doch mir fiel ein, dass der Pizzamann Hundeliebhaber ist und mir öfter ein Stück Schinken zusteckte. Also rappelte ich mich auf.

Wir fanden einen Tisch an der Heizung.

Gerade, als ich es mir gemütlich machen wollte, sah ich den Basset. Er saß neben seinem Herrchen an der Wand gegenüber und schaute hochmütig.

Ich hatte ihn noch nie zuvor in unserem Viertel gesehen. Er war braun-weiß gescheckt wie eine Kuh, hatte rote Ränder unter den Augen, und seine Ohren waren doppelt so lang wie seine Beine. Bei diesem Aussehen gab es keinen Grund, hochmütig zu gucken, fand ich. Dennoch, immer wenn ich einen Basset sehe, muss ich gleich an Columbo, das Los Angeles Police Department und das zerbeulte Auto denken. Und an seinen Hund. Stephanie und ich sind Columbo-Fans. Wir haben all seine Filme auf DVD. Von daher gibt es einen gewissen Sympathie-Bonus.

Der Basset sah zu mir rüber.

Ich sah zurück.

Stephanie aß Muschelpizza.

Für mich völlig uninteressant.

Der Basset glotzte.

Und dann wackelte er auf seinen Stummelbeinen zu mir rüber.

Er baute sich vor mir auf und machte mir ein Kompliment über meine schöne Nase. So kamen wir ins Gespräch.

Er hieß Diogenes und war aus der Nähe betrachtet kein bisschen eingebildet. Er erzählte, dass er und sein Herrchen in Charlottenburg wohnten und häufig zum Essen herkämen, weil die Pizza hier so gut sei.

»Ich bin übrigens Verleger«, sagte er.

»Das trifft sich«, entgegnete ich. »Ich bin Autorin.«

»Na, wenn das kein Fingerzeig des Schicksals ist«, meinte er und wollte wissen, was ich denn so schriebe.

»Mir können Sie das ruhig anvertrauen«, sagte er. »Ansonsten würde ich damit nicht so hausieren gehen. Sonst kann es ganz schnell passieren, dass plötzlich jemand anderer das Buch schreibt.«

Ich machte ein paar Andeutungen und erzählte ihm vom magischen Alter.

Er war ganz Ohr.

Da wurde Diogenes zu seinem Platz gerufen.

»Klingt spannend!«, sagte er schnell. »Könnte was draus werden. Ich bin öfter hier. Bringen Sie mal was mit!«

Weg war er.

Ich war völlig von den Pfoten. So einfach ging das? Das lief ja wie geschmiert. Ich war bester Laune.

Stephanie schien sich durch das Essen entspannt zu haben. Vergnügt gingen wir nach Hause.

Ich kroch aufs Sofa. Ruhe ist wichtig für die kreative Arbeit. Das versteht kaum einer. Erst im Dösen wird die Künstlerin zur Künstlerin. Dösen ist ein heiliger Zustand. Der Körper ist weich und warm. Alles verlangsamt sich. Probleme klären sich, wenn sie Raum haben. Neue Ideen tauchen ohne jede Anstrengung aus der Dunkelheit des Universums auf. Die richtigen Teile finden von selbst zueinander, wenn hund sie nur bedächtig und absichtslos vorbeischweben lässt. Wunderbar. Dösen ist meine Lieblingstätigkeit. Ein Zustand zwischen Tag und Traum: geringster Energiebedarf, größte Wirkung. Genau das Richtige, um mein Buch zum Abschluss zu bringen.

Bei Stephanie dagegen schien die Entspannung nicht anzuhalten. Sie wirbelte durch die Wohnung.

»Astasia! Runter da!«, rief sie.

Ich zuckte zusammen.

Da stand sie vor mir, mit diesem Gerät in der Hand, das ich wie nichts auf der Welt hasse. Dieses Monstrum der Unruhe, dieser Drache, der alles verschlingt, was ihm in die Quere kommt.

Sie schaltete den Staubsauger an.

Mit einem Satz suchte ich das Weite. Ich verkroch mich unter dem Küchentisch. Durch die offene Küchentür sah ich, wie meine Herrin den kleinen Aufsatz auf das Rohr steckte und das Sofa bearbeitete.

O nein! Dieses Geputze! Statt sich aufs Sofa zu legen, mit mir zu kuscheln und gemeinsam zu dösen. Oder einen Columbo zu gucken. Oder Marzipankartoffeln zu essen.

Ehrlich, Stephanies Putzwut macht mich fertig.

Und nach dem Staubsaugen ging es munter weiter. Sie reinigte die Fenster! Im Winter! Sie riss alles auf, der Wind pfiff herein, es wurde kalt und ungemütlich. Und zu allem Überfluss holte sie auch noch eine Flasche aus dem Bad und wischte die Möbel mit einer stinkenden Flüssigkeit ab. Ekelhaft. Garantiert die reine Chemie.

Hörte das nie auf! Heiliger Flohsack! Wie sollte ich da in Ruhe über mein Buch nachdenken!

Gut, manchmal muss eine Frau tun, was eine Frau tun muss. Das sehe ich ein. Meine Herrin mag eine saubere Wohnung, also putzt sie. Obwohl spätestens seit der Entdeckung der Entropie jeder weiß, dass Sauberkeit vergeht und Putzen ein völlig sinnloses Unterfangen ist. Aber Menschen tun oft sinnlose Dinge. Das scheint ihr Schicksal zu sein.

Es war offensichtlich: Meine Herrin putzte gegen irgendetwas an. Vielleicht gegen ihre Ohnmacht. Oder gegen das Alter. Oder gegen den Tod. Oder gegen ihre Angst, Herrn Paul gegenüber die richtigen Worte betreffs ihres Gehaltes zu finden.

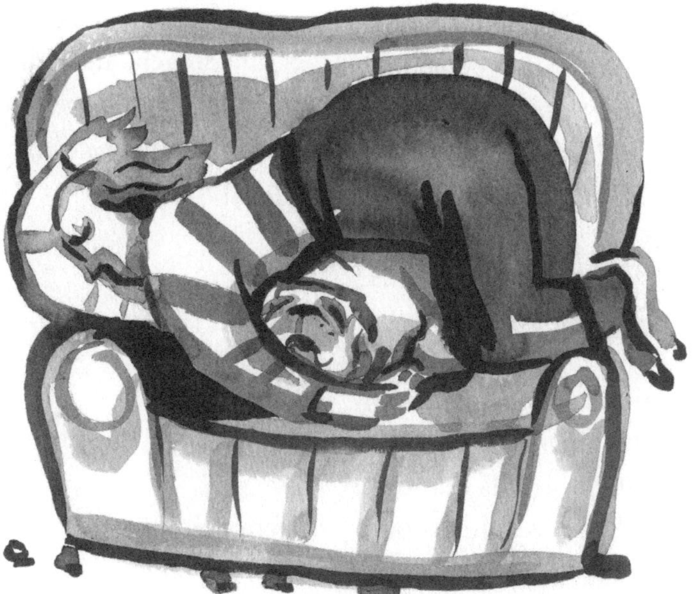

Ginge es nach mir, ich hätte ihr geraten, weder dem einen noch dem anderen auszuweichen, sondern sich hinzulegen, die Augen zu schließen und die großen Wahrheiten des Lebens ruhig an sich vorbeiziehen zu lassen.

Meine Großmutter Ottilie hatte mich stets ermahnt, die Ruhe heilig zu halten. Der Löwe, erklärte sie mir, der schließlich der König der Tiere sei, döse zwanzig Stunden am Tag. Nur daher kämen seine Kraft und seine Macht.

Sie sagte:

»Dösen und den Tag genießen
lassen Kraft und Frohsinn sprießen!«

Und damit hat sie unbedingt recht. Dösen bedeutet, über alles erhaben zu sein. Über alle Sorgen, alles Tun, allen Stress. Stephanie sollte sich öfter ein Beispiel an mir nehmen. Schließlich habe ich durch reine Gelassenheit einen Verleger für mein Buch gefunden.

Übung: Löwe sein

Trainieren Sie das Dösen.
Suchen Sie sich ein schönes Plätzchen.
Schalten Sie das Handy ab.
Strecken Sie sich aus oder kringeln Sie sich ein,
je nach Belieben.
Schließen Sie die Augen.

Denken Sie an etwas Schönes.
Lassen Sie Ihren ganzen Körper von dem Schönen ausgefüllt sein.
Steigern Sie Ihre tägliche Döse-Dauer bis auf zwanzig Stunden.
Was Löwen können, können Sie auch.

Astas Rat

Löwen brauchen keinen Staubsauger.

14
KLARE ANSAGE

»Ich muss mit Ihnen reden«, sagte Stephanie zu ihrem Chef.

Ah! Gleich zur Sache. Jetzt forderte sie mehr Gehalt. Wahrscheinlich hoffte sie, dass er nach dem Urlaub zugänglicher war.

»Worum geht's?«, warf Herr Paul hin.

Sie senkte den Blick.

»Äh … ich würde einfach gern wissen, ob Sie mit meiner Arbeit zufrieden sind …«

»Aber natürlich, Sie sind mein bestes Stück.« Er grinste. »Soll ich Ihnen Blumen mitbringen?«

O nein!

Das muss frau anders angehen. Sie muss das Wesentliche sagen. Das, was sie will.

»Ich meine«, nahm sie einen neuen Anlauf, »ich arbeite schon ziemlich lange für Sie, und ich finde, also … ich müsste das mal am Monatsende merken.«

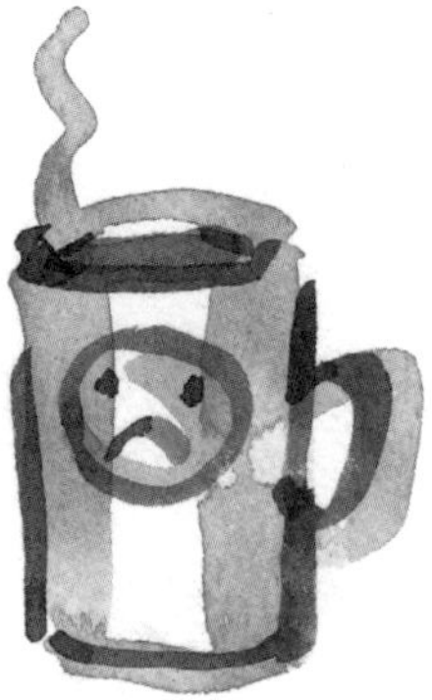

Sie räusperte sich. Sie wurde rot.

Herr Paul sah sie erstaunt an. »Ich bezahle Sie gut! Über Tarif!«

Stephanie machte den Mund auf.

Ich wartete.

Stephanie machte den Mund zu.

»Wollen Sie etwa eine Gehaltserhöhung?«, fragte Paul.

Das kam davon, wenn man nicht Tacheles redete. Wenn man die Führung abgab. Immerhin war das Wort nun in der Welt.

»Eigentlich schon«, erwiderte meine Herrin. »Wenn es Ihnen nichts ausmacht …«

Es war unerträglich. Warum tat sie sich so furchtbar schwer? Warum wurde sie nicht konkret? Sagte, wie viel sie wollte und ab wann? War es für Frauen etwa verboten, über Geld zu reden? Eine angemessene Bezahlung zu verlangen? Oh, wie wünschte ich mir in diesem Augenblick, Stephanie hätte die Courage, das Selbstbewusstsein und die Redegewandtheit von Ines. Ich stellte mir vor, wie sie sich Herrn Paul so richtig zur Brust nehmen würde. Gib's ihm, dachte ich. Kein Rumgeschwafel. Los! Bring's auf den Punkt!

»Sie kommen auf Ideen«, sagte Paul. »Das ist verrückt.«

»Ich hatte noch nie eine Gehaltserhöhung«, entgegnete Stephanie. »Seit …«

»Woanders bekommen Sie weniger«, unterbrach sie der Chef. »Das wissen Sie schon, oder? Also lassen wir das.« Er guckte zur Uhr. »Du meine Güte, jetzt halten Sie hier den ganzen Betrieb auf. Dabei haben wir zu tun. Gut, um die Sache abzuschließen. Ich will mal nicht so sein. Aber nur, weil Sie es sind: Ab nächsten Monat zehn Euro mehr.«

Ich glaubte, mich verhört zu haben. Bestimmt würde Stephanie gleich explodieren. Ich schaute zu ihr hoch.

Meine Herrin biss die Zähne zusammen, verkrampfte den Kiefer, und ihre Nackenhaare stellten sich auf. Für mich alles Symptome eines erheblichen Widerwillens. Eines eindeutigen: Nein, das ist inakzeptabel! Untrügliche Zeichen eines gleich einsetzenden Fletschens oder Knurrens.

Doch weder fletschte noch knurrte sie. Sie stand da und schnappte nach Luft.

»Dann sind wir uns einig«, warf Herr Paul hin und entschwand in sein Büro.

Ich war verwirrt, verärgert, wütend, außer mir! Was erdreistete dieser Mensch sich! Zehn Euro, das war lächerlich.

Stephanie muss sich endlich klarer ausdrücken. Sich deutlich auszudrücken ist das A und O.

Als Hund bin ich schon von Hause aus klar. Freue ich mich, drehe ich meinen Schwanz in der Luft herum wie einen Propeller und wackle mit dem Po, dass es eine Lust ist. Habe ich Angst, drücke ich den Schwanz nach unten und bringe mich in Sicherheit. Kommt mir jemand frech, sträube ich mein Fell und knurre wie ein Schwarm Wespen. Wird er noch frecher, stelle ich die Nackenhaare auf, mache schmale Augen, ziehe die Lefzen hoch und fletsche die Zähne. Das wirkt immer.

Das mit dem Lefzen hochziehen konnte ich übrigens früher nicht, wegen meiner kurzen Schnauze. Fünf Jahre lang habe ich andere Hunde glühend darum beneidet. Doch als ich vor drei Jahren mit meiner Herrin diese interessante Reportage über die Namib-Wüste im Fernsehen sah, in der die Hyänen gezeigt wurden, habe ich mir das von ihnen abgeguckt. Seitdem kann ich es. Hyänen haben nämlich auch eine kurze Schnauze, und wenn sie fletschen wollen, stülpen sie quasi den Oberkiefer über den Unterkiefer, spannen die Kaumuskulatur an, und dann geht's.

Ich habe es ausprobiert. Es klappte sofort. Man ist nie zu alt, um etwas Neues zu lernen.

Stephanie stand wie hypnotisiert.

Zehn Euro! Wollte sie sich etwa mit diesem lächerlichen Betrag abspeisen lassen? Das war eine Beleidigung. Ein Schlag ins Gesicht. Das war schlimmer als keine Gehaltserhöhung! Wann würde sie endlich protestieren? Oder konnte sie einfach das Wort NEIN nicht aussprechen?

Ich habe das Fletschen gelernt. Und Stephanie muss lernen, klare Ansagen zu machen, in einer Sprache, die jeder versteht. Auch Herr Paul. Ja sagen, wenn sie Ja meint. Nein sagen, wenn sie Nein meint. Sie muss sich ihren Stolz zurückholen.

Wie meine Großmutter Ottilie zu sagen pflegte:

»Wir Astasiens sind aus besonderem Holz,
geknurrt und gefletscht, so wächst der Stolz!«

Ich richtete mich auf, rutschte, um meiner Herrin Mut zu machen, näher an ihre Füße heran und knurrte.

Sie guckte zu mir runter.

Da stülpte ich den Oberkiefer über den Unterkiefer, spannte die Kaumuskeln an, sah ihr fest in die Augen und fletschte.

Stephanie zog die Stirn in Falten.

»Was ist denn mit dir los?«, fragte sie.

Ich fletschte stärker. Und noch stärker. Allmählich wurde es anstrengend. Endlich lächelte Stephanie.

»Kapiert, Asta«, sagte sie. »Du hast recht.«

Sie straffte sich, stand auf und ging in Pauls Büro.

Ich folgte ihr unauffällig.

Und wurde Zeuge, wie sie sagte: »Nein, Chef. Mit zehn Euro bin ich nicht einverstanden.«

Jetzt war Herr Paul sprachlos.

»Selbst wenn Sie an Ihr Angebot eine Null ranhängen, ist es zu wenig«, schob sie nach. »Ich will eine anständige Gehaltserhöhung. Die steht mir zu nach sechzehn Jahren.«

»Äh …«, sagte Herr Paul.

»Fünfhundert mehr«, sagte Stephanie. »Rückwirkend. Zum 1.1.«

»Aber …«, sagte Herr Paul.

»Ja oder nein?«, sagte Stephanie.

»Ja«, sagte Herr Paul.

Geht doch. Das hatte ich sauber hingekriegt.

Ich war stolz auf Stephanie.

Apropos Stolz: Bei dieser Gelegenheit kann ich Ihnen gleich erzählen, woher wir von Astasien unseren schönen Namen haben. Ottilie hat es mir berichtet, als ich klein war. Das kommt daher, dass meine Ur-Ur-Ur-Großmutter Emiliana Amadea Valentina (sie soll italienisches Blut gehabt haben) eines Tages über sich hinauswuchs. Als ihr nämlich bei einer Wanderung im Riesengebirge oben auf einem Felsen, direkt auf dem Gebirgspfad, ein großer Stein den Weg versperrte und nicht weichen wollte, knurrte sie diesen derart heftig an, dass der Stein so zu zittern anfing, bis er vor lauter Zitterei den Halt verlor, den Felsen hinabrollte und sich zu Tode stürzte. Damit war der Weg zum Gipfel frei. Oben angekommen, hatte meine mutige Ur-Ur-Ur-Großmutter eine Eingebung und rief:

»Der Höhenzug ist fortan mein.
Ich nenne dich, du Felsgestein:
Astasien soll dein Name sein!«

Die Geschichte ist verbürgt. Es gab sogar Zeugen. Ein Adler und eine Eidechse. Und seit diesem Tag nannte sich meine Urahnin Emiliana Amadea Valentina von Astasien. Ein zauberhafter Name!

Es ehrt mich, aus einem Geschlecht zu stammen, dem selbst Steine weichen. Was ja nicht heißt, dass man jeden Tag auf Krawall gebürstet sein muss. Man kann nett sein, wie man will, man kann mit Liebe um sich werfen und die ganze Welt umarmen – aber im entscheidenden Moment muss man Nein zu sagen oder zu knurren wissen.

Übung: Nein sagen

Das Wort Nein ist leicht. Es hat nur vier Buchstaben.
Üben Sie es zu Hause, wenn Sie allein sind. Im dunklen Zimmer. Oder bei Licht. Oder vor dem Spiegel.
Sagen Sie NEIN.
Am besten dreimal am Tag. Laut und deutlich.
Einfach NEIN, in die Luft hinein.
Anfangs ist es vielleicht etwas ungewohnt, aber es wird Ihnen bald besser gelingen.
Wenn es Ihnen leicht über die Lippen geht, nutzen Sie die nächste sich bietende Gelegenheit, dieses Wort in der Öffentlichkeit auszusprechen. Sagen Sie NEIN. Einfach NEIN. Ohne Erklärung. Ohne Diskussion. Nur dieses eine Wort.
Falls Ihnen das beim ersten Versuch noch zu schwer ist, knurren Sie. So richtig tief aus dem Bauch raus.
Nur Mut.
Man kann alles lernen.

Astas Rat

Über manche Steine, die im Weg liegen, kann man auch drübersteigen.

15
FRÜHER UND HEUTE

Einige Tage nach unserem schönen Erfolg mit der Gehaltserhöhung hatten Stephanie und ich einen gemütlichen Abend auf dem Sofa. Wir kuschelten uns in die sonnengelbe Wolldecke. Auf dem Tisch dampfte eine Tasse Pfefferminztee. Wir taten, als sei es richtig Winter. Dabei war dieser Februar, der nun geruhsam seinem Ende entgegenging, insgesamt ziemlich mild gewesen. Kein Schnee, kein Glatteis, kaum Minusgrade. Schmuddelwetter.

Richtiger Winter war früher. Ich kann mich erinnern, wie gern ich als Welpe Schnauze voran den Schnee gepflügt habe. Heute brauchen ich und meine Herrin viel Wärme. Ihr hilft sie gegen diese Verspannungen in der Schulter. Und bei mir befördert Wärme die Verdauung. Egal, zu welcher Jahreszeit.

Früher und heute, ein interessantes Thema.

Nach der Tagesschau zappte Stephanie eine Weile durch das Programm, und blieb bei *Wer wird Millionär* hängen.

Früher hatte sie behauptet, Quizsendungen seien was für Kleingeister.

»Wir lesen lieber ein gutes Buch«, hatte sie zu unserer Nachbarin Herta gesagt, als diese begeistert von den schlauen Kandidaten erzählte. Früher hätte meine Herrin einen Liebesroman aus dem Regal genommen, die

Lesebrille aufgesetzt, eine Seite nach der anderen umgeblättert und ab und zu am Wein genippt.

Ich liebe den Geruch von alten Büchern.

Früher hat sie mir sogar etwas vorgelesen. Heute liest sie nur noch die Ratgeber. Wenn überhaupt. Ihre Lesebrille ist zu schwach geworden. Und statt sich eine neue zu kaufen, lässt sie lieber den Fernseher laufen. Zum Fernsehen braucht sie keine Brille.

Ich las die Quizfrage am Bildschirm mit:

Von jeher haben die meisten
Riesen Schnauzer
Dober Männer
Schäfer Hunde
Cocker Spaniels

Stephanie kraulte mich am Hals.

»Kinderleicht oder, Asta?«

Fand ich auch.

Es ging um fünfhundert Euro. Der Kandidat stand auf dem Schlauch. Er nahm den Publikumsjoker.

In der Werbepause gingen wir kurz zum Pinkeln runter. Früher waren wir nie vor Ende einer Sendung rausgegangen.

Draußen sah ich mich aufmerksam um. Neuerdings trieb sich nämlich eine Katzengang in der Gegend herum. Diese Viecher machten schauerliche Geräusche, und es ging das Gerücht, dass sie einen Rehpinscher angefallen und ihm die Hinterpfote zerfetzt hatten. Denen wollte ich auf keinen Fall begegnen. Früher hatte es keine Katzengangs in unserer Gegend gegeben.

Zurück auf dem Sofa kam mir dauernd das Wort *früher* in den Sinn. Was ist das eigentlich: früher?

Die Menschen sagen oft, früher seien die Winter kälter und die Sommer heißer gewesen. Die Menschen machen früher und heute gern am Wetter fest. Darüber können sie stundenlang reden. Veränderungen an sich selbst thematisieren sie dagegen nicht so gern.

Es sei denn, man heißt Ines. Die hat ein besonderes Talent, den Finger in die Wunde zu legen.

Vorgestern hatten wir die erfolgreiche Gehaltserhöhung beim Italiener gefeiert.

Stephanie war ganz beflügelt gewesen.

»Manchmal braucht man eben jemanden, der einem den Kopf wäscht«, sagte sie. »Danke.«

»Immer wieder gern«, erwiderte Ines. »Schöner Anfang.«

»Wieso Anfang?«, fragte Stephanie.

»Na, mich würde schon interessieren, was du mit dem Rest deines Lebens machen willst. Gehaltserhöhung ist nicht alles.«

Stephanie guckte sie verständnislos an.

»Ich habe das Gefühl, du ziehst dich mehr und mehr zurück«, sagte Ines. »Du igelst dich ein, und wenn Asta nicht wäre, würdest du gar nicht mehr vor die Tür gehen. Nichts gegen Gemütlichkeit, aber was machst du eigentlich noch außer Arbeit und Hund?«

Stephanie dachte nach. »Ich war beim Casting. Ich versuche schon noch was anderes. Klappt eben nicht.«

»Beim Casting. Das meine ich nicht. Früher warst du so aktiv. Und gesellig. Du hast Karten gespielt, bist paddeln gegangen, hast Französisch gelernt. Wir waren im Konzert. Was ist daraus geworden? In unserem Alter muss man was tun, sonst putzt man irgendwann nur noch, führt Selbstgespräche und wird depressiv.«

Dieses Gespräch ging Stephanie nach.

Tatsächlich hat sie in den letzten zwei Tagen weniger geputzt. Früher hat sie gleich nach dem Abendessen abgewaschen. Heute stellte sie ihren Teller und die Pfanne einfach in die Spüle. Früher hat sie meinen Wassernapf mit ätzendem Reiniger abgeschrubbt. Gestern spülte sie ihn nur mit heißem Wasser aus. Was mir übrigens recht ist. Wie Sie wissen, hasse ich die sinnlose Putzerei ohnehin. Das Leben ist viel zu kostbar, um es dafür zu verschwenden.

Die Quizshow lief weiter, und bei der 16.000-Euro-Frage schlief meine Herrin ein.

Sie schnarchte leise.

Ich finde es schön, wenn sie schläft. Ich mag ihr Schnarchen. Es passt zum Sofa, zur Wolldecke und zur Wärme. Es ist gemütlich. Wenn sie schnarcht, kann ich mich entspannen.

Auch dazu hatte sich Großmutter Ottilie geäußert:

»Zwischendurch ein kleiner Traum
hält dich frischer als Pinkeln am Baum.«

Zufrieden kuschelte ich mich bei ihr an. Mir wurde ziemlich heiß unter der warmen Decke. Ich musste wohl eingeschlummerte sein, denn als ich die Augen öffnete, war die nächste Werbepause vorbei. Die 16.000-Euro-Frage stand nach wie vor im Raum. Sie lautete: Welche Hunderasse gilt als besonders zuverlässig?

Das hätte ich sofort gewusst.

Der Kandidat nicht. Jetzt musste er sich entscheiden. Er hatte keinen Joker mehr. So ist das im Leben. Man muss Entscheidungen treffen. Egal, zu welcher Zeit. Ines hat recht. Es gilt, stets neu zu gucken, wer man ist und was man will.

Stephanie schreckte hoch.

Die Decke flog auf den Fußboden.

Und dann verschwand sie im Schlafzimmer, ohne mir gute Nacht zu sagen.

Ich war verwirrt. Nicht mal die Zähne hatte sie sich geputzt. Musste ich eine rasant fortschreitende Verwahrlosung befürchten?

Doch schon am nächsten Morgen war sie ganz die Alte. Noch vor dem Frühstück beseitigte sie alle Spuren ihrer Nachlässigkeit. Sie schrubbte meinen Napf so gründlich, dass ich einen Niesanfall bekam.

Im Park drehten wir eine Extrarunde. Auf dem Rückweg trafen wir die Frau mit dem Cockerspaniel. Sie ist ein wenig älter als Stephanie. Ich mag sie, weil sie Leckerlis in der Manteltasche hat. Der alte Sepp ist fast blind. Vom Alter her könnte er mein Urgroßvater sein. Und er tut immer so hochnäsig, als hätte er die Weisheit mit Löffeln gefressen. Wenn er sich überhaupt dazu herablässt, mit mir zu reden. Merkwürdig, dass sympathische Menschen mitunter so garstige Hunde haben.

Stephanie blieb stehen und grüßte. Und genau in diesem Augenblick begann sie zu triefen.

»Ach Gottchen«, sagte die Frau, »da sind Sie wohl noch mittendrin? Das hat bei mir fünf Jahre gedauert. Wollen wir nicht ein Stück gemeinsam gehen?«

Zu meiner Überraschung nickte Stephanie.

Sepp und ich trotteten hinter den beiden her.

Und da hörte ich, wie sie sich übers magische Alter unterhielten. Sepps Frauchen meinte, das würde alles schrecklich aufgebauscht und die Pharmakonzerne hätten die Wechseljahre doch nur zur Krankheit erklärt, um daran zu verdienen. Sie riet Stephanie, diese Übergangsphase mit Fassung zu tragen. Früher, sagte sie, so in den Sechzigern, bevor der Hype mit den Hormonen gekommen wäre, hätten die Frauen gar kein Gewese darum gemacht. Da wäre die Menopause etwas völlig Normales gewesen.

»Wissen Sie, dass die Japaner nicht mal ein Wort dafür haben?«

Stephanie schüttelte den Kopf.

»Ich glaube, das kommt, weil dort alte Menschen anders wertgeschätzt werden als bei uns.« Die Frau erzählte von ihrem asiatischen Kochkurs. »Unsere japanische Lehrerin ist fast achtzig«, sagte sie, »das blühende Leben. Vielleicht hat das mit der Ernährung zu tun. Ich sage Ihnen: Algen! Sehr köstlich. Außerdem Soja, Ingwer und viel Fisch. Sie glauben nicht, wie lecker das ist! Es gibt so viel zu entdecken. Seit ich diesen Kochkurs mache, fühle ich mich richtig beschwingt.«

Algen und Fisch! Ich schüttelte mich. Aber was sie sonst gesagt hatte, klang ziemlich weise.

Später, beim Frühstück, verkündete Stephanie, dass wir die Glotze in Zukunft gleich nach der Tagesschau ausschalten würden.

»Man kann so viel machen!«, rief sie.

Mir war klar, dass wir weiterhin fernsehen würden. Zumindest ab und zu. Quizsendungen und Krimi-Serien. Monk. Oder Mord mit Aussicht. Oder Adelheid und ihre Mörder. Oder Columbo. Und Liebesfilme. Klar kann man viel machen. Trotzdem, manchmal ist man einfach müde und will sich berieseln lassen.

Die Frau im Park hat Recht. Es ist eine Übergangsphase. Da ist gar nichts Unnormales dabei, wenn frau älter wird und sich verändert. Sich an früher festzuklammern und die Zeit zurückdrehen zu wollen, ist nicht die Lösung.

Früher war nicht alles besser gewesen, hätte ich Stephanie gern gesagt. Früher war alles schneller und lauter gewesen. Es hatte keine Wollmäuse gegeben. Dabei sind die so schön. Sie schweben leicht übers Parkett, und ich puste sie gern ein Stück weiter, wenn sie mich in der Nase kitzeln. Auch mag ich es, wenn mein Futternapf nach dem Fressen vom Vortag riecht. Leben, das diesen Namen verdient, hat nun mal seinen Geruch und seine Dreckecken.

Und endlich kapierte ich es. Die Welt verändert sich. Früher war Sahnetorte, heute sind Algen. Früher war Ashram, heute ist Fahrrad. Früher war träumen, heute ist machen. Es geht darum loszulassen, damit was Neues passieren kann. Man darf großzügiger mit sich selbst sein.

Ob Stephanie das eines Tages so sehen kann?

Gerade schlägt das Pendel heftig nach beiden Seiten aus. Früher und Heute kämpfen miteinander.

Was hatte ich von Großmutter Ottilie gehört?:

»Rom wurde auch nicht an einem Tag zerstört.«

Übung: Schrumpelig sein

Legen Sie einen Apfel auf den Tisch.
Nehmen Sie eine bequeme Stellung ein.
Beobachten Sie den Apfel beim Verschrumpeln.

Astas Rat

Freuen Sie sich, dass Sie kein Apfel sind.

16
DAS HIMMELBLAUE WOCHENENDE

Auf meinen Instinkt kann ich mich verlassen. Am Freitagabend waren wir zur rechten Zeit in der Pizzeria. Genau, als Diogenes auch dort war.

Er war begeistert von meinem Buch.

»Das machen wir«, sagte er. »Im Herbst. Das wird der Kracher.«

Gut, dass er das auch so sah. Endlich einer, der meine wahre Größe sofort erkannt hatte. Kluges Kerlchen.

Gutgelaunt und sattgefressen machten Stephanie und ich uns auf den Heimweg.

Am nächsten Morgen lugte die Sonne hervor. Es war März geworden. Es roch nach feuchter, durchsonnter Erde. Meine Herrin wuselte durch die Wohnung, als wäre sie auf der Suche nach einem saftigen Knochen. Irgendetwas trieb sie um. Kaum saß sie, sprang sie auf, lief in die Küche und knallte die Schranktür.

»Verdammt!«, schrie sie.

Sicher hatte sie sich wieder die Finger eingeklemmt. An diesem Küchenschrank war irgendwas kaputt. Sie klemmte sich dauernd den Finger.

»Es reicht«, sagte sie. »Wir fahren zum Baumarkt und kaufen ein Scharnier. Ich muss endlich diese blöde Tür reparieren.«

Ich hasse Baumärkte. Zu viele Gänge und gefährlich hohe Regale. Rudel von Männern, allesamt fanatische Heimwerker, kreischende Sägen, trockene Luft. Alles in allem kein guter Ort für Hunde.

Aber was blieb mir übrig, als in den sauren Hering zu beißen?

Stephanie rannte durch die Gänge. Statt einen Verkäufer nach Scharnieren zu fragen, suchte sie selbst danach. Es dauerte Stunden, bis wir das Richtige fanden. Anschließend kaufte sie einen Satz Dübel, Schrauben und einen Bohrer im Sonderangebot.

Das Neonlicht und die staubige Luft schlugen mir aufs Gemüt.

»Wo wir hier sind, gucken wir gleich nach Wandfarbe.«

Ach herrje! Das Scharnier reichte doch.

Wir stellten uns bei den Farben an, die auf Bestellung gemischt wurden.

»Oh, Asta, guck mal, Himmelblau!« Meine Herrin hielt mir die Karte mit der Farbpalette unter die Nase. »Das wäre was für unser Wohnzimmer.«

In diesem Moment hätte ich alles akzeptiert, nur um aus dem bescheuerten Baumarkt herauszukommen.

Zum Glück entschied sie, es für heute gut sein zu lassen. Die Schlange war zu lang, und sie hatte Rückenschmerzen von dem Herumgerenne.

Vor dem Baumarkt teilten wir uns eine Bratwurst. Das versöhnte mich etwas mit meinem Schicksal.

Zurück zu Hause, machte sich Stephanie sofort an die Arbeit. Sie holte die Werkzeugkiste aus dem Keller und schraubte das neue Scharnier an.

Ich legte mich derweil aufs Ohr. Kurz darauf hörte ich Holz splittern. Es klirrte. Mit einem Satz war ich in der Küche. Die Tür vom Geschirrschrank war herausgebrochen, und sein Inhalt lag auf dem Fußboden. Stephanie stand inmitten der Scherben, den Schraubenzieher in der Hand. Zum Glück war sie unverletzt.

Meine Pfoten sind mir heilig. Nicht mal für meine Herrin würde ich über Glas gehen.

Sie rief: »Bleib!«, nahm den Besen und fegte die Scherben zusammen. »Jetzt habe ich keine Gläser mehr. Und die Suppenterrine von Oma ist hinüber«, klagte sie und warf alles in den Mülleimer. »Das olle Ding habe ich eh nie benutzt.«

Ich freute mich, dass sie es so sah. Die meisten Menschenfrauen hängen an ihrem Geschirr. Geht eine Tasse zu Bruch, sind sie darüber fast so traurig, als hätten sie einen lieben Verwandten verloren. Dabei sind es nur Gebrauchsgegenstände, von denen sie mehr als genug besitzen.

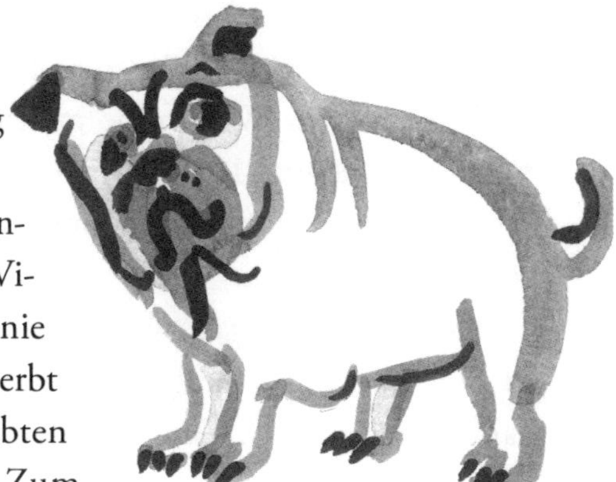

In unserem Wohnzimmer stand eine Vitrine, die Stephanie von ihrer Oma geerbt hat. Darin verstaubten Gläser und Vasen. Zum

Glück hat mir meine Großmutter Ottilie keinen Krempel vermacht. Von ihr habe ich nur gute Ratschläge bekommen, die mich auf Schritt und Tritt begleiten.

Stephanie öffnete die Vitrine, nahm eines der schweren böhmischen Kristallgläser mit Goldrand heraus und hielt es gegen das Licht.

»Sieh mal, Asta, wie ein Regenbogen«, sagte sie.

Tatsächlich, das Glas schillerte in allen Farben.

Sie füllte es mit Wasser und trank es in einem Zug aus. »Viel zu schön, um in der Vitrine zu verstauben!«, stellte sie fest.

Sie starrte auf die kaputte Schranktür.

»Wir stellen die Vitrine in die Küche«, beschloss sie. »Ist eh viel schöner als dieser blöde Schrank.«

Sie baute das Unterteil des Küchenschrankes ab, wuchtete es in den Flur und schob die schwere Vitrine in die Küche.

Danach entdeckte sie die helle Stelle an der Wohnzimmerwand und erklärte, dass wir nun wirklich Farbe bräuchten.

Also fuhren wir wieder zum Baumarkt. Wir ließen uns himmelblaue Wandfarbe mischen, kauften Rollen, Wannen, Folie und Pinsel.

Leider hatte inzwischen der Imbiss mit den Bratwürsten geschlossen.

Am Sonntagmorgen rückte Stephanie das Bücherregal von der Wand und umhüllte es mit Plastikfolie. Danach holte sie die Leiter aus dem Keller.

Ich verdrückte mich in den Flur. Stephanie schob den Esstisch dorthin. Wieder musste ich meinen Platz räumen. Dauernd war ich im Weg. Sie stellte das Radio extra laut und machte sich daran, die Wände zu streichen. Genervt wollte ich unter der Leiter durch zur Küche, als meine Herrin eine brüske Bewegung machte. Die Leiter schwankte, sie konnte sich gerade noch festhalten, der Farbeimer kippte, und ein Schwall Farbe ergoss sich über mich.

Ich geriet in Panik. Wie alle reinrassigen Hunde habe ich zwar blaues Blut und himmelblau ist meine Lieblingsfarbe, doch blaues Fell ist eine andere Geschichte.

Fix war Stephanie von der Leiter runter und schleppte mich zur Badewanne. Wie wild schrubbte sie an mir herum.

»Astamaus, du Arme! Was hab ich getan! Es tut mir so leid!«

Sie rubbelte mich trocken, ich bekam drei Leckerlis und durfte am helllichten Tag auf ihrem Bett liegen.

Von dort aus konnte ich mich im Spiegel sehen. Es war einiges an Farbe drangeblieben. Ich hatte zwei Streifen auf dem Rücken und einen großen Fleck am rechten Ohr. Wenn man es genau nahm, war das ganze Ohr himmelblau.

Stephanie legte sich neben mich.

»Mein Rücken!«, stöhnte sie. »Ich kann nicht mehr!«

Da lagen wir nun beide, ich mit meinen himmelblauen Klecksen und sie mit Rückenschmerzen. Ich hoffte nur, dass es nicht der angekündigte Bandscheibenvorfall war.

»Wir sind ein schönes Pärchen, oder?«, murmelte sie.

Wenigstens hatte sie ihren Humor zurück.

An diesem Tag war Sense. Sie machte nichts mehr.

Am nächsten Morgen stellte ich fest, dass die Wohnung schrecklich aussah. Stephanie hatte erst eine Wand geschafft und dabei die Kante zur Decke übermalt. Mit einer Wellenlinie. Die gesamte Wohnung war mit himmelblauen Farbklecksen übersät. An den Lichtschaltern, auf dem Fußboden, sogar am Badezimmerspiegel. Das kommt dabei heraus, wenn frau alles allein machen will.

Vielleicht kapierte meine Herrin nun endlich, dass auch Superwoman mitunter Hilfe braucht.

Montag früh ging es ihr deutlich besser, und wir erholten uns bei der Arbeit. Glücklicherweise war Herr Paul stundenlang bei einem Kunden.

Nach Feierabend klingelten wir bei unserer Nachbarin Herta. Ihr Sohn Alfred repariert ab und zu etwas im Haus. Meine Herrin fragte ihn, ob er vielleicht unser Wohnzimmer streichen könne. Alfred freute sich, etwas extra zu verdienen, und versprach, gleich am nächsten Morgen anzufangen.

Als wir am Dienstag von der Arbeit kamen, war alles tipp topp gestrichen. Die Wohnzimmerdecke war wellenfrei. Die himmelblauen Wände strahlten wie ein makelloser Frühlingshimmel. Alfred hatte sogar geputzt und die schwere Leiter in den Keller geschleppt.

Man hätte denken können, dass nun Ruhe einkehrt. Das war ein Trugschluss.

Schon das Wochenende drauf fuhren wir ins Gartencenter. Meine Herrin setzte mich in den Einkaufswagen. Sie schob mich durch die Reihen mit Primeln, Krokussen, Hyazinthen und Stiefmütterchen. Die bunten Blumen dufteten fabelhaft und machten mir sofort gute Laune. Stephanie packte eine Palette Pflanzen zu mir in den Wagen, dazu Blumenkästen und Erde, eine kleine Schaufel, eine Harke und eine quietschgrüne Gießkanne. Recht so! Ich musste mich zwar ziemlich zur Seite quetschen, freute mich aber schon darauf, ihr beim Buddeln zu helfen.

Auf unserem Balkon füllten wir die Blumenerde in die Kästen. Es roch unglaublich, und ich musste unbedingt in der frischen Erde wühlen.

Gleich hatte ich Ottilies Frühlingsmotto im Ohr:

»Der Lenz ist eine schöne Zeit,
bringt Liebe, Glück und Heiterkeit!«

Was für eine Wonne, die Erde zwischen den Pfoten zu spüren! Das war etwas anderes als die festgetretene Wiese im Park. Außerdem tut lockere Erde den Pflanzen gut. So bekommen sie mehr Luft. Das hat mir mal der Hund eines Gärtners erzählt.

»Astasia, raus da!«

Stephanie stand an der Balkontür und lachte.

Ich sprang an ihr vorbei ins Wohnzimmer.

»Jetzt versaust du mir noch den Teppich. Mensch, Asta!«

Ich tat schuldbewusst, doch Stephanie war längst woanders. Kümmerte sich um ihre Pflanzen, schnupperte, zupfte und goss. Erst danach holte sie den Staubsauger.

Man beachte die zunehmende Gelassenheit.

Unsere Wohnung war wie verwandelt. Bunt, fröhlich, duftend und scherbenfrei. Das hatte was. Ich finde überhaupt, dass im Leben einer Frau unbedingt mehr Vergnügen vorkommen sollte.

Morgens und abends guckte Stephanie nun nach, ob es den Pflanzen gut ging.

Die Blumen blühten und gediehen, weil ich ein Pfötchen für Blumen habe.

Die Farbe auf meinem Rücken verblasste allmählich. Nur das Himmelblau am Ohr hält sich hartnäckig.

Übung: Bunt leben

Gehen Sie durch Ihre Wohnung.
Gefällt Ihnen die weiße Wand?
Dann ist alles gut. Bleiben Sie dabei.
Wenn nicht, probieren Sie eine neue Farbe:
Mit Himmelblau, Froschgrün oder Tomatenrot machen Sie Ihr Leben garantiert fröhlicher.

Astas Rat

Auch bunte Hunde machen manchmal blau.

Viertes Kapitel: Du darfst alles

17
WAR'S DAS?

Der Frühling kam mit Macht. Unsere Balkonblumen wuchsen schneller als Doggenwelpen. Stephanie holte das Rad aus dem Keller, und morgens fuhren wir nun fast täglich mit dem Fahrrad zur Arbeit. Zum ersten Mal in meinem Leben wünschte ich mir lange Ohren, um sie im Fahrwind flattern zu lassen.

Auch meiner Herrin schien diese Jahreszeit neue Kräfte zu verleihen. Sie wurde übermütig und unberechenbar. Einmal überfuhr sie gleich zwei rote Ampeln. Sie bekam einen Lachkrampf, als die neue Praktikantin ihren Kaffee über die Tastatur kippte.

Voll pubertär, würde ich sagen. Gibt es eine Rückwärts-Pubertät? Offenbar. Das magische Alter hat es in sich.

Abends telefonierte Stephanie stundenlang mit Ines. Sie stand mitten in der Nacht auf, um sich Spiegeleier zu braten. Sie schenkte einem Obdachlosen einen Zehn-Euro-Schein. Sie schrie mich sogar an, weil ich die Katzengang vom Balkon aus verbellte. Ich verzieh es ihr. Ich roch ja, wie die Hormone sie umtrieben. Leider schlugen nun die Birken vor unserem Schlafzimmerfenster aus, und sie bekam ihre alljährliche Allergie. Die Augen tränten, die Nase lief. Wenigstens hatte sie inzwischen von diesen Vitaminpräparaten und den anderen Mittelchen gelassen. Sogar die Frühjahrsdiät in der

Frauenzeitschrift überblätterte sie. Doch morgens gab es jetzt Müsli statt Brötchen. Ich hasse Müsli. Zuerst kriegt man es nicht zu fassen, und später im Bauch quillt es auf. Am schlimmsten sind die Rosinen.

Eines Morgens, als wir gerade so schön quer durch die Stadt mit dem Fahrrad zur Arbeit fuhren, merkte ich, wie Stephanie sich genauer als sonst die Plakate anschaute, von denen lauter superschöne junge Frauen auf uns herunterlächelten. Als ob es nur Frauen bis dreißig gäbe.

Wo waren denn solche wie wir?

Auf meine Herrin hatte das eine verheerende Wirkung. Sie erlitt eine Art Rückfall. Ihre Stimmung sank auf den Nullpunkt.

Bei der Arbeit ließ sie ihre schlechte Laune an der Praktikantin aus.

Zum Glück war Mittwoch, und wir waren mit Ines im Café Sahnehäubchen verabredet. Das einzige barrierefreie Café in der Gegend. Außerdem gibt es dort definitiv den leckersten Kuchen. Ich hoffte, dass meine Herrin sich dort wieder einkriegen würde.

Wir saßen bereits, als Ines mit ihrem schicken Rollstuhl schwungvoll um die Ecke bog. Dass ich einen Heidenrespekt vor diesem Ding habe, erwähnte ich bereits. Es ist elektrisch, nahezu lautlos und unberechenbarer als das Wetter und Stephanie zusammen.

Vorsichtshalber zog ich mich unter den Stuhl zurück, legte mich aber so, dass ich alles im Blick behielt.

»Was ist denn mit Astas Ohr?« Ines lachte. »Die neueste Mopsfarbe?«

»Meine Schuld«, sagte Stephanie und machte ein Gesicht wie drei Tage Regenwetter. »Ich hab den Farbeimer umgekippt.«

Ines sah sie an. »He, was ist los?«

Ich hätte es ihr erklären können. Aber mich fragt ja keiner.

Ines bestellte Butterkuchen und heiße Schokolade mit Sahne. Meine Herrin trank Mineralwasser und zog verstohlen eine Reiswaffel aus ihrer Handtasche.

Meine Hoffnung auf Bienenstich verflog ebenso rasch wie der Geruch nach Gulasch, das die Kellnerin gerade zwei Tische weiter abstellte.

»Machst du etwa schon wieder Diät?« Ines schüttelte den Kopf.

Obwohl ebenfalls im magischen Alter, schien sie sich keine Gedanken um ihr Gewicht zu machen.

Als der Kuchen kam, rutschte ich ein Stück nach vorn. Gerade weit genug, damit Ines mich gut sehen konnte.

Ich hörte, wie Stephanie in ihre Reiswaffel biss. Ein hoffnungsloses Geräusch. So traurig und einsam.

Der saftige Butterkuchen dagegen duftete nach purer Lebensfreude.

Ach, wenn Ines doch ein Einsehen hätte! Ich war schließlich nicht auf Diät. Unauffällig rutschte ich noch ein Stück nach vorn, hob den Kopf und sah sie mit meinem raffiniertesten Bettelblick an.

»Der Arzt hat recht«, sagte Stephanie gerade. »Ich bin zu fett. Und Sebastian …«

Ach herrje. Jetzt ging das wieder los! Unvermittelt fing sie an zu schluchzen. Kein Wunder! Die Mischung aus Jugendwahnplakaten, Reiswaffeln und Ex war Gift für ihren Gemütszustand.

Sie holte ein Taschentuch hervor.

Ines ließ ein Bröckchen Butterkuchen fallen.

»Quatsch«, rief sie. Ihre vielen Halsketten klimperten auf der bunt gemusterten Bluse, dass es eine Freude war. »Du bist genau richtig. Vergiss endlich den Ex. Es gibt eine Milliarde andere Männer auf der Welt. Mindestens.«

Stephanie schnäuzte sich die Nase. »Keinen Kuchen für Asta. Sie ist auch zu fett.«

Das war die Höhe. Ich und zu fett?

Schnell ließ Ines einen zweiten Happen unter dem Tisch verschwinden.

Ich schnappte zu, bevor Stephanie einschreiten konnte. Wenn sie so mies drauf war, kam sie auf die absurdesten Ideen. Erst vorgestern hatte sie mir mitten auf der Straße ein Fitzelchen Salami aus dem Maul gepult, das ich unter einer Bank gefunden hatte. Vor allen Leuten!

»Ach Mädchen«, seufzte Ines und pickte einen Mandelsplitter vom Teller. Sie sagte das so sanft und liebevoll, dass ich ganz gerührt war.

Meine Herrin nahm noch eine Reiswaffel. Sie legte die weiße Scheibe vor sich auf den Tisch und betrachtete sie konzentriert, als wolle sie ihre Zukunft daraus lesen.

»Die Zeit läuft mir davon!«, schluchzte sie. »Ich hätte Jura studieren sollen. Oder was anderes Tolles. Und ich werde allein bleiben. Bis ans Ende meiner Tage!«

Ich wurde abgelenkt, weil sich der weiße Terrier ein paar Tische weiter mit seiner Leine zwischen den Stuhlbeinen verheddert hatte, beinahe die Serviererin zu Fall brachte und einen ziemlichen Wirbel verursachte. Wegen solcher Idioten dürfen Hunde fast nirgends mehr rein. Ich hörte Ines sagen: »Was ist mit dieser Dating-Plattform, von der du mir neulich erzählt hast? Hast du dich endlich angemeldet?«

Stephanie nickte. »Hm.«

»Und?«

Meine Herrin verdrehte die Augen. »Guck mich doch an. Schlaffe Brüste und dieser Bauch. Wer will mich denn noch?«

Kein Wort über den Escort-Typen und dass sie gekniffen hatte. »Mein Leben ist gelaufen«, heulte Stephanie. »Andere Leute machen Karriere. Oder haben Familie. Oder wenigstens einen Top-Körper. Echt mal, was hab ich denn auf die Reihe gekriegt? Ich bin 52. War's das jetzt?«

Verstehe einer die Menschen! Statt sich zu freuen, dass sie mich hat! Flacher Bauch und straffer Busen sind nicht alles! Immer dieses sich Runtermachen. Dabei hat sie das überhaupt nicht nötig. Sie ist stolz. Sie ist klug. Sie ist schön. Sie kann alles tun, was sie will. Wenn sie es nur will.

Ich sah zu ihr rauf. Ihre Augen waren rot vom Weinen. Ich hörte deutlich, wie ihr Magen knurrte.

»Du musst was Richtiges essen«, sagte Ines. »Dann fühlst du dich gleich besser.«

Meine Rede. Schnell leckte ich ihr die Hand. Sie ließ es sogar geschehen.

»Asta ist meiner Meinung.« Ines lächelte. »Steph, vergiss die Diät. Du bist wunderbar, wie du bist. Weißt du was? Ich hab 'ne Idee. Ich kenne so ein Fotostudio, zwei völlig verrückte Tanten. Unser Alter. Die machen echt klasse Fotos. Bei denen machen wir mal 'ne Fotosession, du und ich. Und Asta natürlich. Na? Was hältst du davon?«

Stephanie lachte. Ines war auf dem richtigen Weg. Wieder war es ihr gelungen, meine Herrin aus dem Loch zu holen.

Sie legte ihre Hand auf Stephanies Arm. »Und wenn du willst, kannst du danach noch Jura studieren. Es gibt Fernstudiengänge. Du hast das Zeug dazu. Ich würde es dir allerdings nicht unbedingt empfehlen. Als Verteidigerin für andere die Kastanien aus dem Feuer zu holen, ist nicht immer das Wahre.«

Meine Herrin überlegte. »Eigentlich will ich gar nicht Jura studieren. Ich will nur einfach was anderes.«

»Weiß ich doch«, erwiderte Ines. »Kommt Zeit, kommt Rat. Und bis dahin sei einfach etwas netter zu dir. Jeden Tag ein bisschen. Das wäre schon ein Anfang.«

Dafür musste ich ihr gleich nochmal die Hand lecken.

Stephanie nickte. Sie wischte sich die letzten Tränen weg.

Dann winkte sie der Kellnerin.

»Ein Stück Bienenstich, bitte.«

Das war ein Wort!

Nachdem sie es verputzt hatte, war sie wie ausgewechselt.

Auf dem Heimweg fiel mir prompt der passende Spruch von Großmutter Ottilie ein:

»Quält dich mal der Lebensfrurst,
setz dich hin und iss 'ne Wurst.«

Statt Wurst kann es von mir aus auch Bienenstich sein. Hauptsache ohne Rosinen.

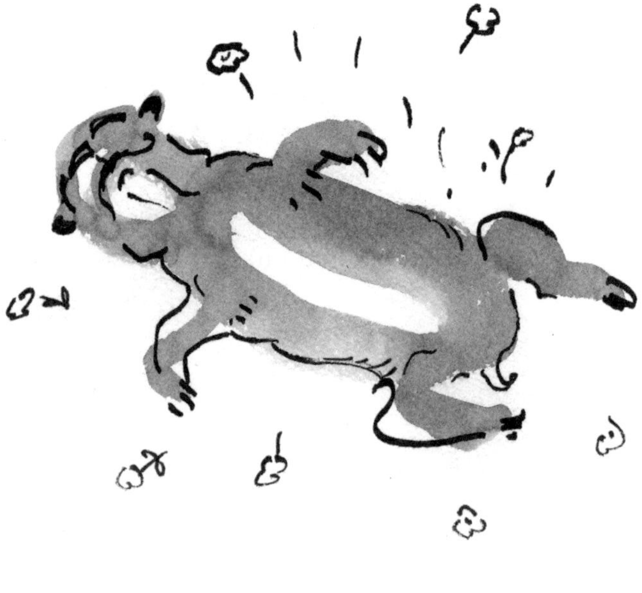

Übung: Freundlich sein

Gehen Sie bei schönem Wetter in einen Park.
Legen Sie sich mitten auf die Wiese.
Fühlen Sie die Erde am Rücken.
Spüren Sie, wie Sie von ihr getragen werden. Wie stark sie ist, wie wohlwollend und freundlich. Zu allen. Auch zu Ihnen.
Nehmen Sie sich ein Beispiel an ihr.

Astas Rat

Man muss sich auf den Rücken legen, damit einem die Sonne auf den Bauch scheint.

18
DAS MUTTERDING

Ein paar Tage nach dem denkwürdigen Cafébesuch mit Ines fing es an zu schneien. Der Winter ist eine zauberhafte Jahreszeit. Der Schnee bringt Stille in die Welt. Nichts gegen Stille. Aber wir haben Ende März. Da will ich, dass es endlich Frühling wird und bleibt.

»Heutzutage kann man sich nicht mehr auf die Jahreszeiten verlassen«, verkündete meine Herrin beim Frühstück, als hätte sie eigene Forschungen betrieben.

Ach nee, dachte ich. Weiß doch jeder. Klimawandel und so.

Worauf ich mich bisher hatte verlassen können, waren die Telefonate zwischen Stephanie und ihrer Mutter am Dienstagabend gewesen. Seit Weihnachten waren selbst die weggefallen.

Wenn ich an Weihnachten denke, habe ich gleich diesen köstlichen Geschmack der Gänsekeule auf der Zunge. Sonst esse ich kein Geflügel. Man sieht ja im Fernsehen, wie die armen Viecher gequält werden. Das verurteile ich. Wir Tiere müssen zusammenhalten. Doch das ist ein anderes Thema. Darum kümmere ich mich, wenn das Buch für Stephanie fertig ist.

Wo war ich? Ach ja, ich wollte vom Telefonat mit Stephanies Mutter berichten.

Es war am Dienstagabend. Schon beim ersten Läuten wusste ich, dass sie es war. Das Telefon ist dann eine Spur schriller. Keine Ahnung, wie sie das macht.

Meine Herrin zögerte kurz, ging aber ran.

Ich wunderte mich. Schließlich war sie noch immer wütend, obwohl das Ganze drei Monate zurücklag. Sie ist eben eine treue Seele. Sie hängt an ihrer Mutter. Die Menschen haben ein Ding zu laufen mit ihren Eltern. Sie kommen nie richtig von ihnen los. Stephanie ist da keine Ausnahme. Sie kann noch so erwachsen tun, sobald ihre Mutter anruft, gerät die gerade gewonnene Selbstachtung ins Wanken.

Bei uns Hunden ist das anders. Da lässt die Abhängigkeit schnell nach. Wir stehen früh auf eigenen Pfoten. Na ja, wir werden von Menschen ausgesucht, und die sind dann unsere Eltern, solange wir noch Welpen sind. Die Trennung von der Mama ist hart, schließlich hat sie einem alle Milch gegeben, die sie hatte. Spätestens wenn die Zitzen leer sind, muss man sein eigenes Futter suchen.

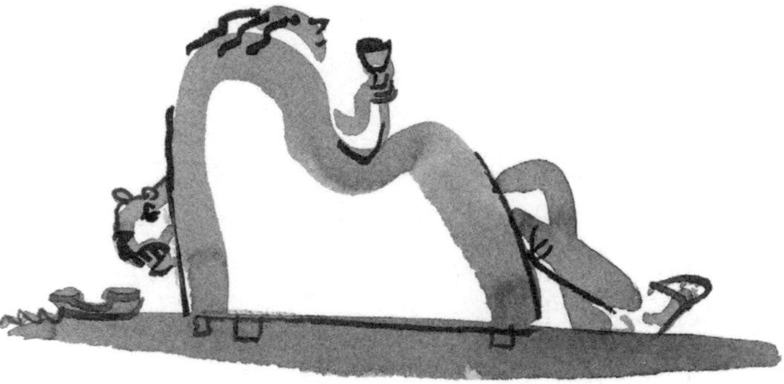

Ich war acht Wochen alt, als Stephanie kam und mich aus dem Korb nahm. Sie wusste gleich, dass ich ihr Hund war. Auch bei mir war es Liebe auf den ersten Blick. Ihre Hände hatten schön nach Leberwurst gerochen, und sie hatte mich so zärtlich am Bauch gekitzelt.

Ich schweife ab. Wo war ich stehen geblieben? Bei Josephines Anruf am Dienstagabend, pünktlich zum Gong der Tagesschau.

»Ja?«, sagte Stephanie, und schon bei dem Tonfall hätte ihrer Mutter klar sein müssen, dass sie noch stinksauer war.

Gut so!

Stephanie stand auf.

Ich stellte mich neben sie.

Ihr Körper war angespannt. Sie roch nach Wut.

»Was willst du?«, fragte sie.

Alle Achtung. So hatte sie noch nie mit ihrer Mutter gesprochen. Kein »Wie geht's dir?« oder »Was sagt der Arzt zu deinem Blutdruck?« Nicht mal ein »Hallo«.

Stephanies Mutter blieb unbeeindruckt. Sie spazierte durchs Telefon in unsere Wohnung, als sei alles bestens. Sie sprach laut. Sie ist ziemlich schwerhörig. Das würde sie natürlich nie zugeben. Sie gibt nie etwas zu. Sie macht keine Fehler. Sie ist perfekt. Zumindest glaubt sie das.

»Bist du gut ins neue Jahr gekommen?«

Hatte ich mich verhört? Stephanies Mutter stellte eine Frage? Das war beinahe eine Entschuldigung.

Stephanie schwieg.

Josephine quatschte weiter: »Gestern hatte ich meine ehemaligen Kolleginnen zum Geburtstagspunsch da.«

Sie machte eine Pause und wartete.

Stephanie schwieg.

Au Backe, dachte ich, jetzt geht's ab. Meine Herrin hat noch nie vergessen, ihrer Mutter zum Geburtstag zu gratulieren. Aber hatte sie es wirklich vergessen?

»Ach Mädchen, warum wohnst du so weit von mir entfernt? Im Alter sehnt man sich nach den Kindern.«

Oh, das klang nach Vorwurf.

Stephanie wand sich innerlich. Sie schwieg.

Josephine ließ nicht locker. Wenn sie in die Wurst gebissen hatte, machte sie weiter, bis die Haut platzte. »Was macht die Arbeit? Wie geht es deinem netten Chef?«

Stephanie stöhnte.

Diese Josephine! Da ist drei Monate lang Funkstille. Da ist drei Monate lang kein Wort der Entschuldigung gefallen. Und jetzt will sie wissen, wie es Herrn Paul geht! Unglaublich!

Ich wusste, dass Josephine hoffte, Herr Paul würde vielleicht ihr Schwiegersohn. Absurd.

Meine Herrin konnte sonst mit allen möglichen schwierigen Leuten umgehen. Mit ungeduldigen Klienten, knurrigen Finanzbeamten oder den unfreundlichen Leuten vom Ordnungsamt, wenn sie ihr ein Knöllchen verpassen wollten.

Nur mit der Mutter blieb es schwierig.

Ich hüpfte um sie herum und stupste sie ans Bein, um ihr Mut zu machen.

»Hm«, machte Stephanie.

Josephine sagte: »Mein Gott Kind, nun lass dir doch nicht jedes Wort einzeln aus der Nase ziehen. Man könnte denken, ich störe.«

Meine Herrin trat gegen das Sofa. Ihr Wutgeruch wurde stärker. Gleich würde sie es sagen. Wie sehr ihre Mutter sie an Weihnachten verletzt hatte.

Josephine quasselte einfach weiter. Unsensibel wie eh und je. Wahrscheinlich liegt es daran, dass sie keinen Hund hat. Hunde lehren Empathie.

Sie erzählte, dass Stephanies Bruder befördert worden wäre, dass seine Kinder ausgezeichnete Noten in der Schule hätten und Ostern zu Besuch kommen würden.

Währenddessen wurde Stephanie immer steifer. Ich konnte die Schweißperlen auf ihrer Oberlippe sehen. Gleich kracht's, dachte ich. Entweder sie legt auf oder sie schreit. Beide Möglichkeiten hielten sich die Waage.

Ich wartete ab. Würde es ihr gelingen? Ich war kurz davor, nach dem Hörer zu schnappen. »Blöde Schnalle!«, hätte ich reingebrüllt. »Du hast eine wunderbare Tochter, auf die du stolz sein kannst! Und was machst du? Immer nur meckern!«

Stephanie räusperte sich.

Na los, dachte ich. Gib's ihr. Sie kann es ertragen. Wer austeilt, muss einstecken können, soll Großmutter Ottilie gesagt haben, als ihr ein Stück vom Ohr abgebissen wurde.

Ich stupste Stephanie an. Los, mach schon!

Sie holte tief Luft und sagte: »Du hast mich total verletzt! Du hast mich lächerlich gemacht! Vor der ganzen Familie! Ist dir eigentlich mal aufgefallen, wie du drauf bist? Ich bin deine Tochter. Nur kritisieren kannst du mich. Ohne Ende! Nie kann ich es dir recht machen. Mutter, seit Weihnachten warte ich auf eine Entschuldigung.«

»Ich?!«, rief Josephine. »Ich soll mich entschuldigen? Wer hat mir denn Weihnachten verdorben? Wer ist denn abgereist?«

Stephanie legte auf.

Sapperlot!

Augenblicklich raste ich in die Küche und leerte meinen Wassernapf. Ich war völlig ausgetrocknet von der Anspannung. Meine Stephanie! Sie hatte es geschafft. Endlich! Sie hatte die Reißleine gezogen. Klar und deutlich.

Auf einen Schlag war sie bestens gelaunt. Sie holte die Kirschlikörflasche aus dem Küchenschrank, fläzte sich in den Sessel und genehmigte sich ein Gläschen.

Wie meine Großmutter Ottilie immer sagte:

»Es ist ein Brauch von alters her,
wer Mütter hat, hat auch Likör.«

Übung: Erwachsen sein

Zeigen Sie Ihrem Alpha-Weibchen, dass sie auf Augenhöhe sind.

Legen Sie fest, wann sie zu Besuch kommen darf.

Bestimmen Sie, wann Sie mit ihr telefonieren und wie lange. Entscheiden Sie, auf welche Fragen Sie antworten.
Sagen Sie ihr die Meinung!

Astas Rat

Mütter sollen sich um ihre eigenen Flöhe kümmern.

19
JETZT IST JETZT

Beim vierten Glas Likör wurde Stephanie rührselig.

»Ach, Asta!«, murmelte sie. »Vielleicht wäre es doch schön gewesen mit Kindern. Ein Junge und ein Mädchen. Kinder können zuweilen … nun ja … glücklich machen.«

Bei der Vorstellung schüttelte es mich. Das Muttertelefonat hatte sie gehörig mitgenommen. Als hätte sie sich je Kinder gewünscht. Seit ich sie kenne, war sie genervt von ihrer Nichte und ihrem Neffen.

»Wenn ich Kinder gehabt hätte«, sagte sie und nickte zur Bestätigung ihres absurden Gedankens. »Eine bessere Mutter als meine wäre ich allemal gewesen.«

Sie goss sich noch einen nach.

Ich überlegte, ob ich der Flasche einen Schubs geben sollte, bevor meine Herrin sich am Ende einer Hormontherapie unterzog, um noch schwanger werden zu können.

Selbst wenn wir an dieser Stelle festhalten, dass die Kinder ihres Bruders außergewöhnlich anstrengend sind, kann niemand leugnen, dass auch sie einst klein und süß waren und das Herz ihrer Tante dennoch unberührt ließen. Genauso erging es anderen Hosenscheißern, die sich um ihre Gunst bemühten. Ich denke nur an den kleinen Jungen neulich im Café. Ungefähr ein Jahr alt war der, hatte gerade Laufen gelernt, tappte zwischen den Tischen herum, das sonnigste Sonnenscheinkinderlächeln im Gesicht, und brachte alle zum Strahlen. Alle. Außer Stephanie. Kinder sind nicht ihr Ding. So etwas gibt es. Es war eine ihrer weisesten Entscheidungen gewesen, keine zu bekommen. Warum begann sie das nun plötzlich zu bedauern? Der Knochen war längst abgenagt. Ich bin sogar ziemlich froh, dass die Natur sie nun daran hindert, ihre Entscheidung zu ändern. Vielleicht hatte dieser Rückfall mit ihrer heutigen erfolgreichen Mutterabgrenzung zu tun? Es konnte aber auch am Likör liegen.

»Bald bin ich alt«, sagte Stephanie und starrte auf den Tisch, »und dann hab ich niemanden, der sich um mich kümmert.«

Ich war empört. Und was war mit mir? Hatte ich sie je im Stich gelassen?

»Nicht mal Enkel«, ergänzte sie. »So ist das nämlich, meine Liebe. Enkel kommen nach den Kindern.«

Der Kirschlikörpegel in ihrem Gehirn war definitiv zu hoch. Meine arme Herrin. Ich hätte ihr gern gesagt, dass Enkel anfangs Kinder sind. Und dass es durchaus Vorteile hat, keine Enkel zu haben. Da fällt man später wenigstens nicht auf den Enkeltrick rein.

Sie wischte sich eine Träne von der Wange. »Ich werde sterben. Keiner wird sich an mich erinnern. Solange sich wer erinnert, lebt man weiter. Von mir bleibt nichts. Und die Kristallgläser meiner Oma kann ich auch niemandem vererben.«

Herrje! Daher wehte der Wind. Meine Herrin wollte ewig leben und hatte gerade gemerkt, dass das unmöglich war. Das war hart. Allerdings halte ich es eher für unwahrscheinlich, dass man mithilfe von Kindern, Enkeln oder Kristallgläsern ewig lebt. Vorbei ist vorbei. Gerade das macht das Leben kostbar. Alles hat ein Ende, nur die Wurst hat zwei.

Die ganze Zeit brabbelte sie vor sich hin. »Hätte ich doch …, wäre ich doch … Sollte ich nicht … Wie schön wär's gewesen …«

Als würde sie ihr halbes Leben bereuen.

Ich bin da anders. Ich mache, wonach mir der Sinn steht. Selbst wenn das, was mal Spaß versprach, in einem Desaster endete, habe ich nie bereut, es getan zu haben. Warum auch? Ich kann mit Stolz sagen, dass ich mich in die falschen Rüden verliebt habe, aber ich habe mich immerhin verliebt. Und dass es die Falschen waren: Na und! Es gibt so viele Rüden auf der Welt, die noch probiert werden können. Neugierig bleiben, den Augenblick genießen, den Horizont erweitern, ist das Beste, was es gibt! So treibt mich das Leben stets in eine andere, vielleicht noch schönere Richtung. Ich sage Ihnen, das kann frau in alle Lebensbereiche übertragen.

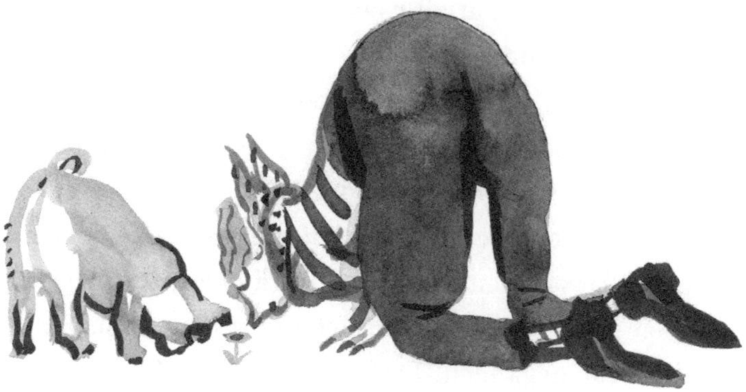

Stephanies Gejammere leider auch. Sie klagte über enttäuschte Hoffnungen und vertane Chancen, als gäbe es kein Morgen.

Das haut den stärksten Mops um.

Jetzt nahm sie noch einen Zug aus der Flasche.

Himmel! Ich war todmüde und hoffte nur, sie würde bald begreifen, wie sinnlos es ist, sich wegen früherer Entscheidungen zu zerfleischen. Ich musste ihr klarmachen, dass es ums Jetzt ging. Nur ums Jetzt. Früher war vorbei, später noch nicht da.

Wie schon Großmutter Ottilie zu sagen pflegte:

»Ist die Entscheidung längst getroffen,
und du warst dabei nicht besoffen,
dann bleib beharrlich, bleib dabei,
nur dadurch wirst du wirklich frei.«

Folglich gibt es nur eine einzige Lösung für das Bereuungsproblem: Da alte Entscheidungen unmöglich zu ändern sind, muss man sie akzeptieren und ab sofort kein neues Bedauern mehr ansammeln. Denn ob es ein Leben nach dem Tod gibt, weiß ich nicht, dass es aber eines vor dem Tod gibt, da bin ich mir ziemlich sicher.

»Hätte ich Kinder …«, nuschelte Stephanie und hielt die Flasche gegens Licht. Der letzte Rest Likör funkelte dunkelrot. Er war bedrohlich klein.

Hätte, hätte, Hundekette! Ich musste dringend einschreiten. Sie auf den Boden der Realität zurückbringen. Am Tage wäre ich augenblicklich mit ihr zum Spielplatz um die Ecke gegangen. Da hätte sich ihre Kindersehnsucht schnell verflüchtigt. Doch es war fast Mitternacht. Wo sollte frau da nervige Kinder auftreiben?

Nervige Kinder, nervige Kinder …, überlegte ich. Klar! Hinter dem Supermarkt gibt es diesen vermüllten Park, wo nachts die Jugendlichen abhängen und einen Krach veranstalten, den man bis ins Schafzimmer hört. Anfangs sind Kinder klein und süß. Aber dann kommen sie in die Pubertät und werden widerlich, laut, frech und unkontrollierbar. Die Hormone eben!

Gesagt, getan. Augenblicklich setzte ich mein alarmierendstes Ichmusssofortpinkeln-Gesicht auf und raste zwischen Stephanie und Wohnungstür hin und her.

Selbst in ihrem Zustand raffte Stephanie, was ich wollte. Sie schlüpfte in die Schuhe, griff nach der Leine, öffnete die Tür, und noch bevor sie mich anleinen konnte, flitzte ich in Richtung Park. Stephanie hinter mir her.

Und da saßen sie. Mitten auf der Müllwiese. Acht verkommene, kreischende, bekiffte Hormonschleudern.

»Asta!«, schrie Stephanie. »Astasia!«

»Ey Oma! Suchst du den hier?«, grölte ein Junge und packte mich am Halsband. Er hob mich daran hoch, ich sah Sterne und um ein Haar wäre ich erstickt. Doch das Mädchen, das neben ihm hockte, riss mich an sich.

»Ist der süß!«, schrie sie. »Digga! Ein Mops! So was wollt ich schon immer!«

»Lass meinen Hund los!« Jetzt war Stephanie heran und stürzte sich auf das Mädchen. »Astasia!«

Ich quietschte und bellte aus Leibeskräften.

»Astasia!«, schrie das Mädchen. »Ich schmeiß mich weg! Was für ein beknackter Name! Verkaufst du mir den Köter?«

Mir blieb keine Zeit, mich mit dieser doppelten Beleidigung näher zu befassen. Aber eins weiß ich: Ich stamme vom Wolf ab. Ich sträubte die Nackenhaare, knurrte und fletschte die Zähne.

Stephanie zog an meinem Kopf. Das Mädchen an meinem rechten Hinterbein. Zwei Jugendliche, die vorher gesessen hatten, sprangen auf und wollten dem Mädchen helfen. Einer mit Bierfahne packte mein Halsband, der andere stolperte über seine Füße, fiel Stephanie direkt in die Arme, sie kriegte Schlagseite, und am Ende lagen sie zu dritt übereinander: Stephanie, das Mädchen und der Junge mit der Fahne. In dieser Reihenfolge.

Endlich kam ich frei, rang nach Luft, sortierte meine Beine, stellte einen Sicherheitsabstand zu den Jugendlichen her und schüttelte mich. Uff! Diese Begegnung war heftiger geraten als geplant. Wirkung zeigte sie dennoch.

Stephanie war zum Glück unverletzt. Sie leinte mich an. Ohne weiteren Kommentar gingen wir würdevoll zum Weg zurück.

Um mich nicht selbst Lügen zu strafen, setzte ich zweimal meine Marke und hörte dabei mit Genugtuung, wie Stephanie sich über das unmögliche Verhalten dieser Jugendlichen aufregte. Als sie die Wohnungstür aufschloss, murmelte sie: »Gott sei Dank hab ich nicht solche Blagen im Haus.«

Wir haben zwar kein Haus, aber ich wusste schon, was sie meinte.

Geht doch. Das hätten wir also erledigt.

Kein Wort mehr von Kindern für den Rest des Abends. Auch nicht von Enkeln. Stephanie kippte den letzten Rest Likör hinunter, fläzte sich aufs Sofa und schaltete den Fernseher an.

Ich machte es mir unter dem Tisch gemütlich.

Was für eine Nacht! Wenigstens war jetzt endlich dieser widerliche Kirschlikör alle.

Übung: Aus dem Vollen

Tun Sie etwas aus dem Bauch heraus:

Drei Stück Bienenstich auf einmal essen, ein überteuertes Kleidungsstück kaufen, dem Nachbarn ein freundliches Wort sagen, einen Garten pachten, Blumen klauen, einen (noch fremden) Kerl küssen, einen Mops bei sich aufnehmen, nackt im Springbrunnen baden, sich von dem (nicht mehr fremden) Kerl wieder trennen.

Leben Sie jetzt. Tun Sie, wonach Ihnen der Sinn steht.

Astas Rat

Bauch raus, Brust rein!

20
In deinem Alter

Schon seit einigen Tagen hatte etwas in der Luft gelegen. April. Frühling. Tulpenduft. Und andere Düfte. Zum Beispiel jene, an denen wir Hunde uns über große Distanzen erkennen.

Stephanie war deutlich aufgekratzt. Sie kaufte sich eine himmelblaue Hose und eine knallgelbe Bluse. Sonnengelb. Sie sah eine Wucht damit aus. Irgendetwas brodelte in ihr. Ein positives Brodeln, das roch ich. Ich fragte mich, ob es der Frühling war, der ihr in die Knochen gefahren war? Sie hatte so etwas Strahlendes.

Und vorgestern sammelte sie aus heiterem Himmel sämtliche Ratgeberbücher im Wohnzimmer ein, rief: »Weg damit!« und warf sie in die Altpapiertonne.

Ich war von den Socken. Diese Verwandlung kann nur daher rühren, dass meine Forschungen auf Stephanie einen direkten positiven Einfluss ausgeübt haben. Eine Art Koinzidenz, würde ich sagen. Zeitgleich zu meinen Erkenntnissen lehnt sie sich immer mehr gegen das geheime Gesetz, ältere menschliche Weibchen betreffend, auf.

Vor einem halben Jahr hatte ich zu forschen begonnen. Und nun habe ich das Rätsel gelöst. Ich weiß jetzt, wo die Katze begraben liegt. Meine Hypothese hat sich bestätigt. Der folgenschwere Irrtum lautet: Ältere Frauen sind weniger wert.

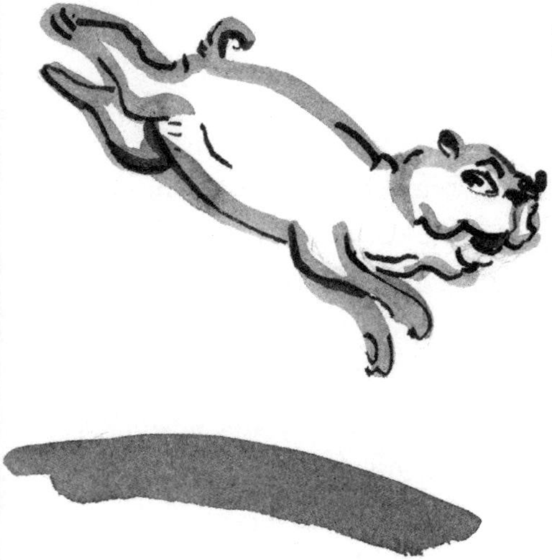

Wer hat diese Behauptung aufgestellt? Und warum?

Es kann nur so sein: Frauen ab 50 werden auf natürliche Art freier. Sie haben Lebenserfahrung und Weisheit angesammelt. Sie durchschauen Lügen, lassen sich nicht mehr von jedem Hanswurst herumscheuchen und verweigern den Abwasch. Kurz, sie sind schwerer zu unterdrücken, und damit haben sie die besten Voraussetzungen, ihr Leben selbst in die Hand zu nehmen. Sie sind nun frei, sinnlose Regeln zu hinterfragen, alles zu verändern, Möchtegerne vom Thron zu stoßen, Weltfrieden zu machen, in himmelblauen Hosen und gelben Blusen herumzulaufen und jeden Tag Bienenstich zu essen. Und weil genau das einigen Herrschaften so eine Riesenangst macht, haben die sich etwas ausgedacht. Damit diese wunderbaren, reifen, klugen, freien Frauen unfrei bleiben, werden sie abgewertet. Man redet ihnen ein, das weibliche Alter wäre eine Schande.

Ja, das muss es sein! Die Mächtigen zittern! Ich sehe es klar vor mir. Eine gemeine Lüge wird den Frauen da aufgetischt, und zwar so raffiniert, dass die meisten sie sogar glauben!

Dabei geht es gar nicht ums Alter.

Es geht um Macht.

Ich sage Ihnen, ich bin äußerst stolz auf mich, dass ich das herausgefunden habe. Und ich bin stolz auf Stephanie, die es anscheinend ebenfalls begriffen hat. Zeitgleich!

Wenn das keine Symbiose ist!

Nachdem sie die Bücher in die Papiertonne geworfen hatte, zog sie die neuen Sachen zur Arbeit an.

Zuerst befürchtete ich, das sei ein Versuch, Herrn Paul zu beeindrucken. Weit gefehlt!

Herr Paul sah überrascht auf, als wir das Büro betraten. Er musste natürlich seinen Spruch machen: »Na, Frau Krause, leuchten Sie heute für mich so schön?«

Prompt konterte Stephanie: »Das hätten Sie wohl gerne?«, und dabei zwinkerte sie schnippisch.

Das gefiel mir!

Ihr Chef verzog sich ohne Kommentar in sein Zimmer.

Stephanie lachte, kraulte mich am Ohr und sagte: »Es hat geklappt, meine Gute. Das war nämlich ein Test.«

Ein Test? Was sollte das nun wieder? Hatte sie sich wirklich *für jemanden* herausgeputzt? Hatte ich etwas verpasst?

Und als hätte Stephanie meine Gedanken erraten, sagte sie: »Wart's ab.«

Diese Bemerkung machte mich nun erst recht neugierig. Doch sie schwieg, widmete sich ihrer Arbeit und ließ mich im Ungewissen.

Nach dem Abendbrot setzte sie sich an den Computer. Leise schlich ich mich an. Sie gab »Speed-Dating« in die Suchmaschine ein. Ich wartete ab, was passieren würde. Meine Herrin war etwas hippelig, und als sie sich zu mir umdrehte, leuchteten ihre Augen. Sie las. Sie nickte. Sie sagte: »Wow!«

Von unten sah ich zu wenig, deshalb sprang ich auf ihren Schoß. Und was ich dann las, ich kann Ihnen sagen, das haute mich um.

Meine Herrin wollte tatsächlich in eine Bar gehen und sich gleich sieben paarungswillige Männer ihres Alters am Stück anschauen! Sieben! Das nenne ich Effektivität.

Endlich, dachte ich. Hemmungsloser Sex!

Oder wollte sie mehr? Suchte sie etwas Festes? Gar einen Partner? Gleich befiel mich Unruhe. Stephanie und ein Partner? Was würde da aus mir? Würde sie mich verlassen? Ins Tierheim geben? Vergessen? Ich war ihre Partnerin! Ich! Ängstlich kuschelte ich mich an sie.

Und als verstände sie mich sofort, sagte sie: »Keine Sorge, Astamäuschen, vielleicht finde ich einen netten Kerl, aber du bleibst meine Nummer Eins! Versprochen.«

War ich erleichtert! Sie hatte lediglich vor, einen netten Kerl zu finden. Sie suchte noch etwas herum, griff zum Telefon und fragte, ob man zum Speed-Dating Hunde mitbringen könne.

Ich hüpfte auf den Schreibtisch. Ich hätte sie abschlecken können! Sie wollte mein Urteil! Ich sollte ihr den netten Kerl aussuchen!

Gleich überlegte ich, wie er sein musste: Groß und stark natürlich, schließlich war Stephanie keine Hungerharke. Und kuschlig, freundlich und gemütlich. Was fürs Herz. Er musste abends mit uns auf dem Sofa liegen, Chips oder Marzipankartoffeln essen und Liebesfilme anschauen. Wir würden ein breiteres Sofa anschaffen müssen. Eigentlich war es einfach. Stephanie brauchte genauso etwas wie mich, nur als Mensch. Unser neues Leben stand mir deutlich vor Augen. Er würde uns von der Arbeit abholen. Uns jeden Tag rote Rosen und Leckerlis mitbringen. Er würde auf Stephanie hören, ihren Einkauf hochtragen, für sie kochen, Sex mit ihr haben und nach den Tagesthemen nach Hause gehen.

Ich gönnte es ihr von Herzen.

Natürlich würde ich mich in diesem Fall etwas zurücknehmen müssen. Wer liebt, muss loslassen können.

Meine Herrin notierte sich Datum, Uhrzeit und Ort für das Speed-Dating.

Gerade, als sie den Laptop zuklappte und ich hoch oben auf einer Wolke schwebte, rief ihr Bruder an.

Er wäre morgen beruflich in ihrer Nähe, es würde wahrscheinlich spät werden, da führe kein Zug mehr. Ob er bei ihr übernachten könne.

»Schade«, sagte Stephanie. »Morgen habe ich schon was vor.«

»Was denn?«

»Ich gehe zum Speed-Dating.« Sie lachte.

Ihr Bruder schnappte nach Luft. Eine Weile war es still in der Leitung. Dann sagte er: »In deinem Alter?«

»So ist es«, sagte Stephanie. »Es gibt Dinge, die werden erst ab einem gewissen Alter interessant, Bruderherz. Dafür bist du noch zu jung. Also, für morgen musst du dir ein Hotelzimmer nehmen. Wir sehen uns ein anderes Mal. Grüße an die Kinder.«

Wie eine Königin saß sie neben mir. Sie war völlig verwandelt! Was haben wir im letzten halben Jahr nicht alles durchgemacht: Zink, Vitaminpräparate und Goldglobuli, Diäten, Ratgeberbücher, missglückte Joggingrunden, gefärbte Haare, Reiswaffeln und Unsichtbarkeit. Aus und vorbei! Vor Freude war ich ganz aus dem Häuschen.

Meine Stephanie hatte so viel geschafft: Eine anständige Lohnerhöhung bei Herrn Paul durchgesetzt, ihrer Mutter die Meinung gesagt, Mut zur Farbe bewiesen, frechen Kids die Stirn geboten, ihren Ex endgültig begraben, ihre Kinderlosigkeit akzeptiert, und nun war sie drauf und dran, ihre Leine durchzuschneiden.

Eine komplette Kehrtwende. Wechseljahre eben. Da ist alles möglich. Alles wird auf den Kopf gestellt, alles neu justiert und das, was bisher war, ad absurdum geführt. Das bringt die eine oder andere kurzzeitige Verblödung mit sich, ähnlich wie in der Pubertät. Da weiß auch niemand, wie lange sich das so zieht. Man braucht Geduld. Aber dieser Prozess bietet riesige Chancen. Und, bei Anubis, meine Herrin wusste diese zu nutzen!

Abends gestand sie mir dann doch, dass sie furchtbar aufgeregt sei und ein bisschen Angst vor dem Speed-Dating habe.

»Ich fürchte, ich mache die ganze Nacht kein Auge zu«, sagte sie.

Das würde mir genauso gehen, wenn ich mich leinenlos mit sieben Rüden treffen würde. Da gehört ein bisschen Aufregung dazu. Wichtig ist einzig und allein, sich zu trauen und über seinen Schatten zu springen!

Meine Großmutter Ottilie hat immer gesagt:

»Trau dich was, egal, wie schwer.
Schlau sein kannst du hinterher!«

Übung: Schattenspringen

Suchen Sie sich ein sonniges Plätzchen.
Stellen Sie sich hinein.
Gucken Sie, wo Ihr Schatten ist.
Springen Sie über ihn drüber.

Astas Rat

Nachmittags sind die Schatten länger.

21
HERZ IST TRUMPF

»Na, Asta, wie sehe ich aus?«

Pudelscharf, hätte ich gesagt, wenn ich nicht gerade einen Niesanfall gehabt hätte. Ich unterdrückte das Niesen. Das hätte mir noch gefehlt, dass mich meine Herrin deswegen zu Hause ließ. Ausgerechnet heute, an ihrem großem Abend.

Ihre Aufregung griff auf mich über wie ein Floh auf dem Absprung. Sie betrachtete ihr Gesicht im Spiegel.

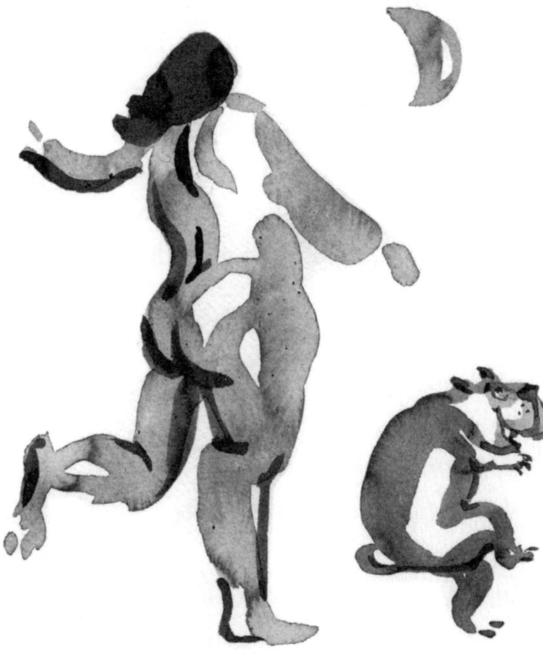

Sie sah hinreißend aus. Sie trug die gelbe Bluse und die neue Hose, die wir zusammen gekauft hatten. Das Himmelblau passte genau zu dem Fleck auf meinem Ohr. Ton in Ton, dachte ich. Daran konnte jeder sehen, dass wir zusammengehörten. Ich als Menschenmann hätte mich sofort in sie verliebt.

Sie legte pinkfarbenen Lippenstift auf und tupfte sich Parfüm hinter die Ohren. Sie tuschte sich die Wimpern. Make-up ließ sie weg, wegen der Schwitzerei. Die gelbe Bluse fiel ihr locker über die Hüften.

Mit ihrem Bauch schien sie Frieden geschlossen zu haben, was mich freute.

Die Luft knisterte.

Ich war vor diesem Speed-Dating fast so aufgeregt wie Stephanie. Überhaupt hatte ich momentan alle Pfoten voll zu tun. Das Buch musste endlich fertig werden, und ich musste mich um meine eigenen Liebesangelegenheiten kümmern. Gerade gestern hatte Eckart lüsterner denn je geglotzt. Und heute früh hatte sogar Hasso, der Metzgershund, sein Glück versucht. Da war er an die Falsche geraten. So schnell geht der mir nicht mehr an die Wäsche.

Ich halte mich da ganz an Großmutter Ottilie, die mir im Vertrauen sagte:

»Lieber einmal weggebissen
als zehn Welpen auf dem Kissen.«

Ottilie hatte ein anständiges Stelldichein geliebt. Wenn das Gegenüber knackig, intelligent und einfühlsam war.

Man kann sich ja nicht mit jedem abgeben. Ich war aus demselben Holz geschnitzt.

Die Uhr schlug sechs. Natürlich waren wir viel zu früh fertig.

Wir beschlossen, gegen die Aufregung noch eine Runde im Park zu drehen.

Gleich an der großen Wiese kam uns ein Mann mit Mops entgegen.

Ich muss zugeben, ich habe eine Schwäche für Möpse. Besonders, wenn sie schwarz sind. Wir sahen uns an, beschnupperten uns, und ich wusste, der könnte mir gefallen. Aber es war Stephanies Abend, und ich würde mich zurückhalten.

Der Mann blieb stehen, um uns etwas Zeit zu geben.

Eine nette Geste.

»Othello, mein Name«, sagte der Mops. »Klingt bescheuert, ich weiß. Was soll ich machen?«

Humor gehört zu den Dingen, die ich an einem Hund besonders schätze. Humor ist eine Gabe des Herzens.

Ich stellte mich vor, und wir tauschten die wichtigsten Infos aus: Körperduft, Stammbaum, Lieblingswiese, Status, Futtervorlieben, Laufstrecke, Tierarzt. Was man eben bei einem ersten Treffen so quatscht.

Nur mit halbem Ohr bekam ich mit, dass das Herrchen von Othello neu zugezogen war. Er musste in Stephanies Alter sein, denn er hatte schon einige graue Haare. Er war groß und kräftig, sprach mit sanfter Stimme und hatte Fältchen um die Augen. Seine Nase war deutlich länger als meine. Wem's gefällt. Stephanie unterhielt sich angeregt mit ihm.

Dann guckte sie auf die Uhr.

»Asta«, sagte sie. »Wir müssen!«

Ich hätte gern noch ein Weilchen mit Othello über Gott und die Welt geplaudert. Endlich ein ebenbürtiger Gesprächspartner. Ach, wir Möpse haben einfach Klasse.

Leider mussten wir uns verabschieden.

Nach ein paar Schritten schaute ich mich nach Othello um. Im selben Moment drehte auch er den Kopf, und da bekam ich so ein Ziepen in der Brust und wäre beinahe über die eigenen Pfoten gestolpert.

So, jetzt war es halb sieben, und wir mussten uns sputen.

Wir stiegen ins Auto und fuhren zum Speed-Dating.

Ich würde genau aufpassen und sofort knurren, sollte sich einer der Männer meiner Stephanie gegen ihren Willen nähern oder indiskrete Fragen stellen. Es gibt nämlich Männer, die wollten eine Frau nur aushorchen. Und hast du nicht gesehen, brechen sie in die Wohnung ein, und weg ist der Schmuck. Das habe ich gerade neulich im Fernsehen gesehen.

Wir hatten Glück und bekamen einen Parkplatz direkt vor der Gaststätte.

Das Lokal war dezent beleuchtet. An der Bar sah man schon einige Frauen und Männer, die sich mit Getränken versorgten. Sie wirkten angespannt. Wäre ich auch, wenn es gleich zur Sache gehen würde.

Sieben Tische waren im Kreis angeordnet. Auf jedem stand eine rote Rose.

Die Gastgeberin hieß uns willkommen und beschrieb, wie es ablaufen sollte. Erst da wurde mir klar, dass die Frauen und Männer sich hier nur unterhalten würden. Kein Geknutsche, kein Gefummel, kein Sex! Wie langweilig!

Wir nahmen am ersten Tisch Platz.

»Asta, bleib bloß bei mir«, flüsterte Stephanie. Sie nahm mich hoch, damit ich alles genau beobachten konnte. Ich legte meine Pfoten auf den Tisch.

Da kam der erste Mann.

»Wie stellen Sie sich die Zukunft mit mir vor?«, fragte er.

Er hatte einen Vokuhila-Haarschnitt und Schnauzbart.

Der war ungefährlich.

Stephanie sah das genauso.

»Gar nicht«, sagte sie, und die restlichen sieben Minuten schwiegen wir.

Der zweite Bewerber sah aus wie Gerard Depardieu.

»Können Sie kochen?«, fragte er. »Ich bin nämlich Gourmet und esse für mein Leben gerne.« Er plauderte über italienische Küche und sein Faible für Parmaschinken, was ihn für mich ziemlich interessant machte.

Bei Stephanie löste er keine Begeisterung aus. Kochen gehört nicht gerade zu ihren Lieblingsbeschäftigungen.

Der dritte Mann redete von seiner Mutter im Pflegeheim und der Arbeit im Labor. Der vierte von seinen

Kindern, die nie zu Besuch kamen, vom Wohnungskauf in bester Lage, von der Einsamkeit am Sonntag.

Stephanie empfahl dem einen eine Selbsthilfegruppe und dem anderen einen Besuch im Tierheim.

»Schaffen Sie sich einen Hund an. Dann sind Sie nie mehr einsam«, sagte sie.

Der fünfte hatte abstehende Ohren und trug einen Bürstenhaarschnitt. In seinem silbern glänzenden Jackett steckte ein rosa Tuch. Er stank nach Rasierwasser. Er sagte, er habe eine Tierhaarallergie.

Stephanie lachte.

Beim sechsten schlief ich ein. Ich träumte von Othello. Wir saßen am Speed-Dating-Tisch und aßen Parmaschinken satt.

Im Auto auf der Rückbank wachte ich auf.

Stephanie stellte das Autoradio an.

Gerade lief »I will survive« von Gloria Gaynor, ein Song, den ich voll gerne mag. Frauenpower pur.

Zu Hause angekommen holte sie die Chips aus dem Schrank, und wir setzten uns aufs Sofa.

»Was für Knalltüten!«, sagte sie.

Ich konnte ihr nur zustimmen.

»Bevor wir uns mit so was einlassen, bleiben wir lieber alleine, was?« Sie kraulte mich am Ohr.

Ich legte meinen Kopf auf ihr Bein.

Sie gab mir einen Chip.

»Was hältst du davon«, sagte sie, »wenn wir endlich mal so richtig schön mit Ines wegfahren? Wellnesshotel mit allem Drum und Dran? Die Liebe hatte in letzter

Zeit einiges auszustehen mit mir. Uns beiden täte ein bisschen Erholung gut.«

Nicht nur euch, dachte ich. Die vergangenen Monate waren die anstrengendsten meines Lebens gewesen.

Ich war hundemüde. Beim Wegdämmern sah ich Othello vor mir. Ich sollte in Erfahrung bringen, wo er wohnt. Gleich morgen.

Mir fielen die Augen zu.

Und als ich schon beinahe schlief, sagte Stephanie das Schönste, was sie jemals zu mir gesagt hat: »Asta, ohne dich hätte ich das alles nicht geschafft.«

Mir wurde ganz lyrisch vor Glück, und zum ersten Mal erfand ich einen eigenen Spruch, der sich mit denen meiner Großmutter durchaus messen kann:

»Werde glücklich, werde froh,
wie der Mops im Paletot.«

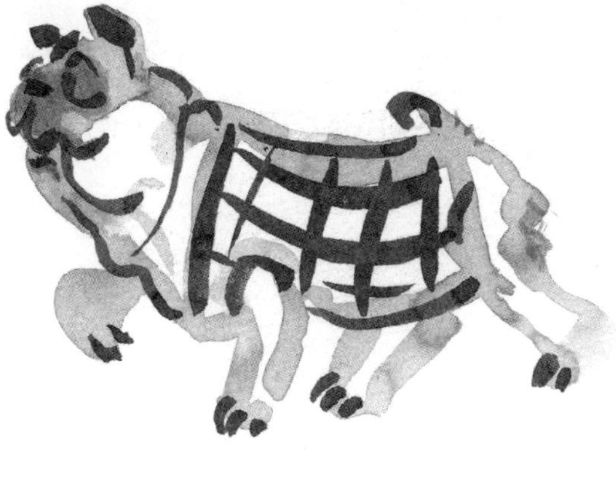

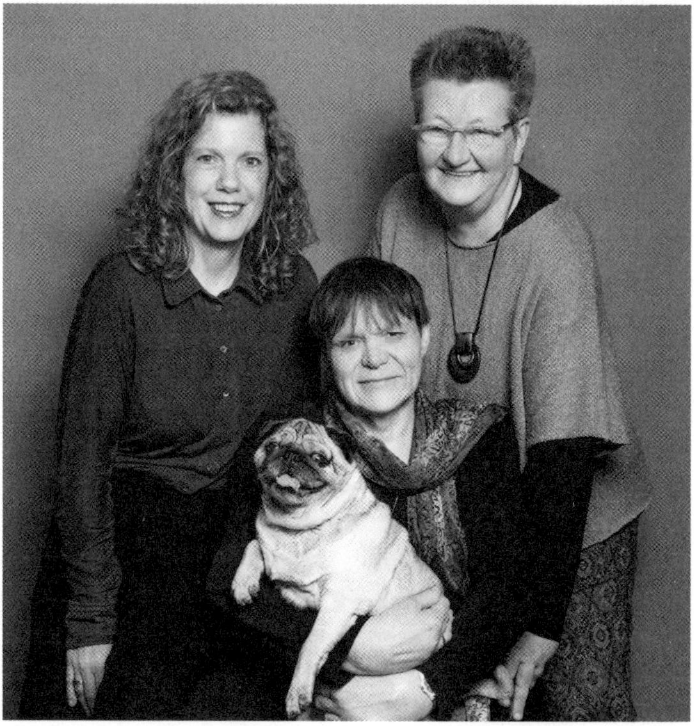

Foto: © Fräulein Fotograf, Berlin
Von links nach rechts: Ilka Haederle, Asta von Astasien, Andrea Lauer, Doris Bewernitz

DIE AUTORINNEN

Doris Bewernitz ist Schriftstellerin, schreibt Krimis, Romane, Kurzprosa und Lyrik. Ihre Texte erschienen in vielen Printmedien und gewannen etliche literarische Preise. Die meiste Zeit des Jahres verbringt sie in ihrem Garten mitten in Berlin.

www.doris.bewernitz.net

Ilka Haederle schreibt Kurzgeschichten und Romane. Sie hat mehrere Preise erhalten und in zahlreichen Anthologien und Literaturzeitschriften veröffentlicht. Sie arbeitet unter anderem als Übersetzerin für Leichte und Einfache Sprache und lebt mit ihrem Mann in Berlin.

www.ilkahaederle.de

Andrea Lauer ist Autorin von Romanen und Kurzgeschichten. Sie schreibt jetzt auch in Einfacher Sprache für Menschen mit Lernschwierigkeiten. Sie erhielt diverse Preise und publiziert neben eigenständigen Veröffentlichungen regelmäßig Beiträge in Anthologien. Sie ist Mutter von zwei Söhnen, liebt lesbisch, lebt und arbeitet in Berlin.

www.andrea-lauer.de

DIE ILLUSTRATORIN

Ulrike Müller lebt seit zwanzig Jahren mit ihrer Familie in Barcelona. Neben ihrer Arbeit im Goethe-Institut illustriert sie für deutsche und spanische Verlage. Inspiration für ihre Zeichnungen findet sie häufig auf der Straße: Menschen mit Hunden gehören ganz selbstverständlich zum Repertoire. Statt auf Perfektion setzt sie auf Lebendigkeit in der Darstellung, wobei Tusche und Pinsel zu ihren bevorzugten Werkzeugen gehören.